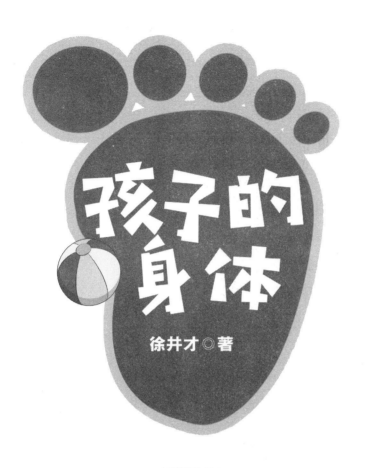

孩子的身体

徐井才◎著

U0253596

新华出版社

图书在版编目（CIP）数据

孩子的身体 / 徐井才著 . -- 北京 ：新华出版社，
2021.7
ISBN 978-7-5166-5919-9

Ⅰ．①孩… Ⅱ．①徐… Ⅲ．①儿童－保健－基本知识
Ⅳ．① R179

中国版本图书馆 CIP 数据核字 (2021) 第 114945 号

孩子的身体

作　　者：徐井才

责任编辑：杨　静　丁　勇		封面设计：李尘工作室	

出版发行：新华出版社
地　　址：北京石景山区京原路 8 号　　邮　　编：100040
网　　址：http://www.xinhuapub.com
经　　销：新华书店、新华出版社天猫旗舰店、京东旗舰店及各大网店
购书热线：010-63077122　　中国新闻书店购书热线：010-63072012

照　　排：博文设计制作室
印　　刷：永清县晔盛亚胶印有限公司

成品尺寸：145mm×210mm　　开　　本：32 开
印　　张：7　　字　　数：150 千字
版　　次：2021 年 7 月第一版　　印　　次：2021 年 7 月第一次印刷

书　　号：ISBN 978-7-5166-5919-9
定　　价：39.80 元

前　言

你给他身体，还要给他健康人生

很多家长在有了孩子之后，可能都会经过这样一个心路历程——

最初的时候，会设想孩子的未来如何如何，自己将要培养他成为一个多么了不起的人物，他将取得何种傲人的成就……

但是当孩子快要出生的时候，所有的企盼都变得没那么重要了，家长一心想的是：只要他健健康康、平平安安，就是最值得高兴的事情了！

健康，是我们对孩子最大的期望。而且事实上，这或许也是我们需要为之付出最大努力的最高期望。因为孩子的未来、成就、外形面貌甚至是精神面貌到底如何，很大程度都建立在身体健康的基础之上。正如伟人所说——"身体是革命的本钱"，一个健康的身体，就是孩子在这个世界上最可贵的资本。

孩子的身体是父母给的，他的人生之路也是父母参与铺就的。为了让孩子能够健康、快乐地成长，父母应该对孩子

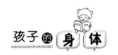

的身体多一些了解、多一些呵护。

可是我们要知道，人类身体是一个极端复杂且紧密的存在，科学发展到今天，我们仍然不能说人类已经完全了解了自己的身体。而那些古代流传下来的、关于孩子身体的各种"民间学说"，虽然也有一部分是正确的经验，但是也有许多错误的引导。所以，年青一代的家长们，要用更加科学、更加先进的方式，为孩子的身体成长保驾护航。

如果我们真正深入地去了解孩子的身体，会发现，这个小家伙的许多能力会颠覆我们的认知：

孩子大脑中神经元的数量，是成年人不能匹敌的，所以从物质基础的角度来讲，孩子的大脑比成年人更"聪明"；

孩子的运动耐力和身体恢复力，要比成年人更出色，达到了职业运动员的水平；

孩子身体的环境适应能力要比成年人更强，他们身上有更多的棕色脂肪，能够主动发热，即便是在寒冷的环境中也能保证孩子的健康。

……

儿童身体的无限奥妙，等待着我们的父母去探索。而《孩子的身体》一书，将和父母一道，走上探索儿童健康的路途，并通过对知识的探索，去总结、归纳目前科学界公认的科学育儿法，给家长们提供切实可行的育儿指导。

我们只有一个目的，让孩子能在健康的环境下，获得身心健康，走上美好的人生道路。

目　　录

第一章　孩子身体在说话，
家长"听"了吗？懂了吗？

第二章　从"一级小号"到
"最终形态"，五大关卡必须完美通过

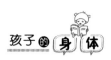

第三章　孩子天然有"吃心"，家长千万别"妄想"

第四章　青春期与性教育——没有过早、只怕太迟

第五章　运动，既锻炼体魄也塑造灵魂

第六章　儿童的身体与心理，从来都是一个整体

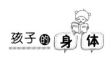

第七章 孩子是自己身体的唯一主人

第一章
孩子身体在说话，家长"听"了吗？懂了吗？

初生的婴儿，虽然他们不曾掌握语言的奥秘，但是他们依然"有话要说"。于是，孩子们时时刻刻在通过身体给家长传递着信息，可是这些重要的信息，家长你看懂了吗？

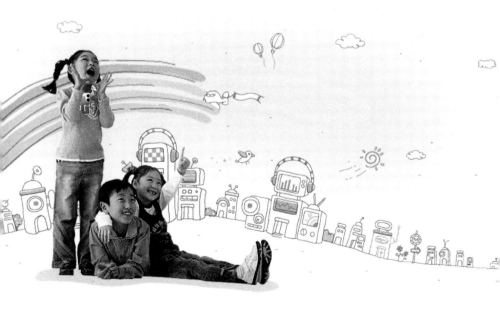

儿童身心 探秘

吉布森、沃克"视崖实验"
——孩子比你想象中"早熟"

在心理学界，刘先生大名鼎鼎。他并非心理学家，而是一位先天失明的患者。

刘先生是不幸的，他先天失明；他又是幸运的，52岁那年，医学家开发出了一种先进手术，可以帮助某些先天失明的人恢复视力。刘先生成了世界上第一个通过手术恢复视力的先天失明者。虽然他此时已经年过半百，可毕竟有了一个重新"审视"这个世界的机会。

手术很成功，刘先生重见光明。但是医生发现，他和正常人不太一样。

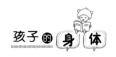

某一天，刘先生从医院的窗口向外张望，他好奇地发现下面的马路上行驶着一些小汽车。汽车对于普通人而言是司空见惯的东西，可刘先生却觉得很新奇。医生发现，刘爬到窗户上，想要试探用手去"捞"那些正在行驶的小汽车。当时他所处的楼层是四层，当然不可能"捞"得到，于是刘不断地向外探身子，似乎只要自己再努努力，就可以从十几米的高度将下面的汽车"抓起来"。

医生赶紧制止了他，因为他再往外探身子，肯定会摔下去。

刘先生为什么会做出如此匪夷所思的行为？医学家和心理学家一合计明白了——他不具备知觉深度。

知觉深度，就是我们感受高地落差的知觉。普通人站在悬崖边上，可以通过目测来大体判断悬崖的高度。如果悬崖很深的话，内心会产生恐惧感，驱使着我们远离危险。但是刘先生却不具备这样的能力，在他眼里，一米高的落差和十米高的落差没什么区别，因此他完全没有"恐高"的意识。

那么问题来了，刘为什么不具备知觉深度？是因为他天生没有？还是因为他失明已久，这种功能逐渐丧失了？

这两个答案的区别很大，如果是天生没有，则意味着知觉深度是后天培养出来的；如果是功能丧失，就代表知觉深度是先天具备，但必须要经过后天不断强化才能拥有的一种感知力。

怎么才能知道哪个答案才是正确的呢？心理学想出了一个办法——让婴儿去试试。

他们设置了一个很简单的心理学实验——找一张桌子。桌子一般是透明的玻璃，可以看到地面，另一半是非透明的。然后把一个婴儿放到桌子的中间，让母亲分别从桌子的两侧去呼唤他，去观察婴儿会有怎样的反应。

参与试验的有36名婴儿，年龄在6—14个月之间。结果发现，当孩子的母亲在不透明的一侧呼唤自己孩子的时候，他们很快就爬到了母亲的怀抱。但是当孩子的母亲在透明一侧呼唤婴儿时，这些孩子明显察觉不到玻璃的存在，他们觉得自己处在桌子的边缘，再往前移动一点就要掉到地下了！所以，大部分孩子"拒绝"了母亲的召唤，害怕待在"悬崖边"上一动不敢动。

后来，心理学家们又找到了一群小动物，包括小乌龟、小鸡、小老鼠、小绵羊等，去做相同的实验，他们同样发现，动物们虽然智力不如人类，但是也不会"傻"到主动跳崖。由此可见，知觉深度是一种与生俱来的本能，并不需要后天的特殊训练。

问题又来了，为什么刘先生的"知觉深度"消失了？只有一个答案，知觉深度虽然是一种与生俱来的本事，但是如

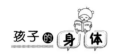

果后天不加以强化，它也会逐渐消失、退化。

以上提到的心理学试验，就是著名心理学家吉布森和沃克主导的"视崖实验"，在心理学史上，这个试验非常著名。它所揭示的心理学原理，具有非常深远的意义，要是具体分析起来，不是三言两语就能讲清楚的。而作者之所以在本章的开始简要描述这一试验及结论，就是想告诉这位家长两件事：

1. 孩子，哪怕是看起来还很笨拙的初生婴儿，其身体能力其实比我们想象中要复杂、健全得多。

2. 孩子们先天具备的某些能力，如果不能在后天加以持续地训练和实践，它也会逐渐退化掉。

当我们明白了这两个道理后，再来看接下来本书所要叙述的关于"儿童身体语言"的内容时，才会真正体会到其中的一些"微妙之处"。

01/ 婴儿不说话，
但在用肢体语言与你交流

幸福的童年治愈一生，不幸的童年要用一生去治愈。

这句话是别人说的，而且说的主要是心理层面上的东西。但是作者觉得，用它来概括儿童身体成长的过程，也是很贴切的。从小拥有一个好的身体，孩子将终身受益。反过来讲，如果家长在孩子小时候，忽视了他们身体上的某些"小信号"，就可能给孩子带来长久的危害。

可能有些家长觉得，婴儿刚刚来到这个世界上，是一个"混沌体"——不知道自己要什么，也不知道自己在做什么。这一认识大错特错，即便是刚出生的孩子，他们也有自己的"想法"和"要求"，虽然他们不会说话，但是却时常用自己的肢体语言与你沟通。如果你未能读懂他的"心里话"，就可能无法满足他们的身体及心理需求。

简单来讲，婴儿的肢体语言可以大致分为两类——互动信号和退出信号。互动信号，就是婴儿在对你说"我有求于你"或"过来陪我玩"。退出信号，就是婴儿在告诉你"我

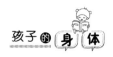

要睡了、自己玩了……你别打扰我"。

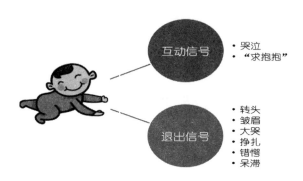

图1-1 婴儿的肢体语言

　　先来说互动信号，最直观的互动信号就是婴儿的哭泣。孩子哭和大人哭不一样，大人因悲伤而哭泣，婴儿因有所要求而哭泣。婴儿啼哭时，一般是在告诉你四件事情——饿了、湿了、冷了、孤独了。

　　很多家长只知道孩子哭就是饿了，所以在喂奶之后，如果孩子还在哭，就有点不知所措。其实，这时候的婴儿啼哭可能是在对你说"我冷"，你需要给孩子增加一些衣服保暖。也可能是在告诉你"我很孤独，你光给我吃奶奶还不够，还要来陪陪我"。这时候，我们的家长就要陪着孩子"玩"一会。

　　如果孩子的啼哭信号你未能正确领会，婴儿也会像大人一样，用哭声来表达自己的悲伤、愤怒。如果婴儿的啼哭声已经传递出了悲伤和愤怒的信号，那么意味着家长的看护工作是"失职"的。孩子幼小的心灵可能已经因此受到了创伤，长此以往，他们会越来越没有安全感，越来越敏感——身体上的不适，最终导致了心理上的变化。

除了啼哭之外，婴儿双臂伸出，呈现出"求抱抱"的姿态，也是一种典型的互动信号。当这一信号出现，意味着婴儿不求其他，只求你的拥抱和抚慰。如果这一要求长期得不到满足，婴儿会陷入深深的失望之中，对自己所处的环境会失去"信任感"。

与互动信号相对应的是退出信号。孩子也是需要个人空间的，有时候家长总是在逗他、与他互动，婴儿也会有些招架不住，此时，他们就会通过肢体语言，来告诉你"我想静静"。退出信号包括拼命转头、皱眉、大哭、挣扎、惊愕或者呆滞。当孩子有了以上表现的时候，家长就要停止与孩子的互动，让他一个人去睡觉或者玩耍。

如果家长不能准确识别退出信号，看到信号之后，还以为孩子是不是哪不舒服？因而继续摆弄他，孩子也会产生愤怒、不安的情绪。

婴儿的互动信号和退出信号，可能是交替发生的，间隔的时间会比较短——十分钟前，他发出了互动的信号，希望你可以陪他玩耍。但是十分钟后，他们就发出了退出信号，告诉你"我玩够了，你先消停一会儿"。其实这一点很好理

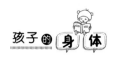

解，婴儿的体力是有限的、需求是多变的，因此他们难免有些"反复无常"，家长一定要善于观察婴儿的肢体语言，在最合适的时间，做最正确的选择。

正如我们在本章开始所说的那样，婴儿有些本事是天生的，但是如果后天得不到强化的话，天生的本事也可能会失效。用肢体语言向抚养者发送"信号"，是婴儿天生的本事。但是如果他们发出的信号总是得不到回应，或者得不到正确的回应。那么时间稍微长一点，婴儿就会丧失以肢体语言正确表达需求的能力。这对于孩子来讲是一个灾难，用比较通俗的话来说就是"他们的心已经伤透了"，会变得愈加冷漠且敏感。对于大人而言，这同样也是一个灾难，此时，婴儿成了真正的"混沌体"，你将更难读懂他们的"心"。

所以，心理学研究指出："保持对孩子反馈的接收通道，可以提高我们对孩子非语言信号的正确解读概率。"或许，一开始的时候我们会误读孩子的肢体信号，但是如果我们善于总结和归纳的话，总会在一个比较短的时间内，掌握识读信号的技巧。

比如，有些婴儿，半夜惊醒之后，想要让家长陪陪他，这时候他们自然会哭泣。而只要家长来到他们身边，让他们感知到家长的存在，孩子就满足了，安心了，他们会停止哭泣，逐渐进入梦乡。

但是有些孩子不一样，半夜惊醒后，家长来到身边还不够，非要家长抱在身上，轻轻安抚，他们才能平静下来。

这种细微的区别，体现出了每个婴儿的心理需求不同，他们所发出的"肢体信号"的方式和强度也有所不同，通过学习相关知识，家长可以掌握一个"大方向"，但是其中的小细节，需要在实践中根据自己孩子的特点，不断总结和积累，到最后就能够和自己的小宝宝达成一种默契。

我们要知道，这种默契是极其宝贵的，它甚至能够延伸至亲子关系的每一个阶段。所以，家长一定要有读懂婴儿肢体信号的意识，同时还要付诸到行动当中。

02/ 家长拥有语言优势，孩子用身体表达抗议

当孩子还是婴儿的时候，家长对他们的身体语言虽然不是很明确，但重视程度一般都比较高。正所谓态度决定一切，只要家长足够重视，读懂孩子的肢体语言其实也没那么困难。但是，等到孩子渐渐长大，他们能开口说话了，有些家长便开始"漠视"孩子的身体语言，于是，我们经常会听到有些3—6岁的家长这样说：

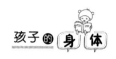

"你有什么事情就对妈妈讲，不要扭扭捏捏的好不好？"

有些脾气暴躁的家长，措辞更加苛刻，会说：

"你别在那给我跳！有什么话？说！"

在这些家长的心目中，孩子既然已经会说话了，很多事情就可以通过"对话"来解决，他们希望孩子能够用语言准确表达自己的内心感受和需求，如果孩子不能做到这一点，这类家长便开始变得有些不耐烦，甚至是暴躁起来。

其实很多时候，我们在和孩子的接触中，不需要掌握什么特别专业的儿童心理学知识，只要能够做到平等地换位思考，就很容易理解孩子的一些行为。3—6岁的孩子，虽然掌握了一定的语言能力，但是他们的语言水平和刚刚学了一两年中文的外国人，其实是差不多的。我们想象一下，当我们和初学中文的外国人用中文对话的时候，他们是不是一边说话一边手舞足蹈？为什么？因为他们的语言能力不足以顺畅地表达自己的内心所想，所以只好借助肢体语言来作为传递信息的一个"增强型手段"。

我们在面对这样一个外国人的时候，是不是应该更加耐心一点？对他的肢体语言更加注意一些？假如，我们非但不能理解他的"笨口拙舌"，还大声叱责他说："说话就说话！你手舞足蹈的干什么？""你能不能好好说话？把话说明白？"……那么对方会有什么反应？不用说，肯定是愤怒

12

地闭嘴，拒绝再开口。

在现实生活中，人们肯定不会以这样的态度对待一个初学汉语的外国朋友，相反，我们会努力地通过辨识他们的身体语言，来判断他们的意图。那么，对于同样是刚开始"学说中国话"的孩子，我们为什么就不能多一点耐心？多去想一想：他们究竟想要通过身体语言，传递给家长什么样的讯息？

在亲子沟通的过程中，"非语言沟通"将在很长一段时间内，直接影响家长和孩子的沟通质量。所谓的非语言沟通，主要就是肢体语言的沟通，另外还包括表情沟通、距离沟通等。

孩子特别喜欢用肢体语言表达自己的情绪，比如高兴的时候，他们会不由自主地跳起来。悲伤的时候，他们会不自觉地蜷缩自己身体；感到恐惧的时候，他们会下意识地出现"冻结反应"——全身僵硬、持续数秒……这些肢体语言，不是他们从什么地方学来的，而是一种被刻在基因里的情绪反应，表达的是他们最真实、最强烈的情绪。

有些家长脾气暴躁，发起火来没完没了。他的孩子在猛烈的语言攻势面前，已经无从招架了，于是蜷缩在一个角落里，一言不发。可孩子越是不说话，家长越气愤，言辞也愈加激烈。

家长或许没有意识到，孩子"蜷缩起来"的这一肢体

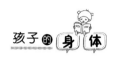

语言，表达的是极度的悲伤，他们或许是因为自己犯错而悲伤，或许是因为不被理解所悲伤。但不管是哪种缘由，当激烈的情绪已经占据了头脑的时候，一切的事实、道理、对错就没有意义了，所以这个时候再怎么说教、批评、引导，意义也都不大了。不仅孩子是如此，大人也是一样，当你的头脑被某种情绪占满的时候，别人喋喋不休的和你探讨是非、探究真相，你又能听进去几分？

所以，我们需要再次强调，当我们抚育孩子的时候，最重要的事情其实是"平等"，家长不能觉得自己是一个"支配者"，可以居高临下地去揣测孩子的心态，我们需要尊重孩子的独立人格，不要觉得孩子用身体传递出的信息是无足轻重的。

由于职业的原因，我见过许许多多性格各异的孩子，而且，通过观察他们的身体语言，就可以看出他们的性格特点甚至是家庭教育环境。

有些孩子在面对"外人"的时候，身体总是显得很僵硬，并且下意识地与他人保持比较远的社交距离，总体看起来比较拘谨。我们可以想象，在这些孩子们在成长的过程中，有些问题积压在他们的身体里了。他们可能在人际关系中感受过恐惧和压抑，因而经常会出现冻结状态，并且习惯性地保持他们认为安全的社交距离。

孩子的这些身体状态，不要等待外人去发现，作为家长，一定要察觉到他们在日常生活中传递出来的身体信号——一个正常成长的孩子，他的身体姿态在大部分情况下，应该是放松的、自然的。不要小看这一点，当孩子的身体状态是放松的时候，意味着他们的情绪也是健康的、松弛的。此时，他们才能够感受到自己的内在，更好地进行自我发展、自我回归，这对于孩子来讲是非常必要的知觉状态。

相反，如果孩子的身体经常处在紧张状态中，意味着他们对外部世界太过于敏感，这是他们对于社交行为的一种"抗议姿态"，此时，孩子们的注意力大部分都用来"识别危险""感受危机"，他们的自我发展和自我回归就会受到阻碍。

如何让孩子感到放松？首先就是要让他们明白，自己的感受和想法是受到重视的。虽然自己不能用语言表达出内心的全部思绪，但是父母可以通过自己的一举一动、一颦一笑，准备识别自己的内心感受。只有这个时候，孩子才会觉得自己是"安全"的，他可以肆意表达，不需要担心自己的意图被误解、被忽视，他当然就会越来越自信，他的身体和心灵自然也会越来越自由。

生命不可以被禁锢！而身体的自由，是圆满人生的开始，如果一个孩子被"剥夺"了用身体表达意志的权利，就失去了最基本的自由。所以，最后还是提醒我们的家长，虽然在孩子成长的过程中，我们要积极地鼓励他们"说出想

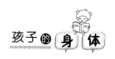

法",但这并不是我们压制他们的身体表达的理由。尤其是那些伶牙俐齿、喜欢讲道理的家长,你已经在亲子沟通中占据了语言优势,请不要用这种单边优势去碾压孩子其他的表达途径,平等相处,是和谐亲子关系最重要的基础。

03/ 孩子的表情管理

最近,在网络上有一个小视频非常流行——一个小女孩哭得梨花带雨,恨得咬牙切齿,而家长非但没有进行干涉,反而淡定地将这一幕拍成了小视频,传到了网络上。

网友们的留言则多半是:"奶凶奶凶的,好可爱啊!"

看到这一幕,可能许多儿童教育工作者都会感觉到有些不适。这证明了我们之前的一个判断——很多家长对于儿童的表情管理,其实是缺乏认识和重视的。

情绪是通过进化得来的,而表情就是情绪的外在身体表现。尤其是对于孩子来讲,他们还没有学会"喜怒不形于色"那一套,所以他们的所有表情,几乎都是内心真实情绪的直观体现。

其实,做出一个表情并不容易,它牵扯到一整套复杂的面部肌肉运动。而且,大多数表情是与生俱来的,有心理学家观察过世界上很多不同民族、不同文化的人,最后发现,无论是生活在大都市里的美国人,还是生活在非洲原始部落的土著人，他们用来表达情绪的表情是高度一致的。还有人观察过先天失去视觉的孩子，发现这些孩子们在表达某种情绪时所呈现出来的表情，和那些正常成长的孩子在表达相同情绪所呈现出来的表情，也是一样的。这就证明，表情是一种非习得的行为模式，是天然形成的。

与大人相比，孩子的表情更加生动，为什么？那是因为孩子们的表情，绝大多数是内心真实感受的流露，而大人们的很多表情是伪装出来的——笑的时候，内心不见得是真正高兴；哭的时候，也未必就是真正的悲伤——人在没有真正内心感受的情况下很难做出一个生动的表情。早在19世纪，神经学家就发现，假笑或人们在打招呼时做出的社交笑容，与真实的、发自内心的笑容相比，前者没有调动眼周肌肉的参与，所以我们可以看到，孩子的笑大多数时候都是"眉开眼笑"，而成年人的笑则是嘴角在笑，那是因为后者并非真正愉悦，或许只是一种敷衍。

在明白了这一点之后，我们就知道，当孩子笑的时候，他们是真的开心。相反，当他们咬牙切齿作出狰狞表情的时候，内心一定是被负面的情绪所占据了。而这个时候，假如家长居然不去安抚孩子的情绪，反而在旁边悠然自得地拍视频，会带来一个非常不好的后果——孩子会出现错误的"表情认知"。

因为表情交流的神经基础是"识别"，所以孩子会有一个潜意识——当我的表情能够被识别的时候，证明我的表情是对的，当我的表情不能够被识别的时候，那么意味着我的

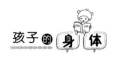

表情是错误的。假如孩子的表情经常得不到正确的回应，那么他就会产生错误的"表情认识"，你会发现，孩子的表情管理失效了——高兴的时候笑起来很僵硬，悲伤的时候表情更加复杂，甚至有些阴晴不定……这些现象，在过去的孤儿院里是比较普遍的，因为那里的孩子，他们的情绪表达经常得不到应有的重视。

而且，表情管理失效的恶果，最终会体现在相貌上。一个表情管理完全失效的孩子，随着他的不断成长，我们会在他脸上看到一些本不该存在的东西——戾气、虚伪或悲苦之相。所谓相由心生，并非完全没有道理。

孩子是否具备良好的表情管理能力，主要取决于父母。在和孩子相处的时候，父母要注意两点：

首先就是我们之前所说的，对于孩子的表情，要及时地给出正确的回应，不要无论孩子做出什么表情，都觉得"好可爱""好好玩儿"，嘻嘻哈哈地去应对。试问，假如一个成年人对你做出狰狞表情，你还会这么轻松地去应对吗？为什么孩子的愤怒就要被忽视？还是那句话，我们应该平等地与孩子进行互动。

其次，我们要多给孩子做正确的表情示范。虽然前面说，表情是与生俱来的，但这并不意味着孩子不会进行后天的"表情学习"。一般来讲，家长喜欢用什么表情对待孩子，孩子也将会更多地用相同的表情来反馈给家长或其他人。这是因为，人的大脑里有一种神经细胞，叫作"镜像神经元"，在这种细胞的作用之下，孩子会惟妙惟肖地"模仿"大人，来学习各种技能，其中也包括情绪和表情的管理能力。

家长在和孩子沟通的时候，可能很难注意到自己的表情变化，但是作为一个旁观者，经常会发现有些家长一旦生气了，就会对孩子做出一些非常狰狞、不甚友好的"负面表情"，你不知道自己的表情有多可怕，但孩子全看在眼里，全都知道。经常处在如此的表情压迫之下，孩子会变得愈加敏感、脆弱，而且他们同样也会变得暴躁、易怒。最终的结果就是，孩子的表情和面目狰狞的父母越来越像了。

心理学认为，父母心目中同时存在三种人格——父母人格、成年人人格和孩子人格。

父母心目中存在的三种人格

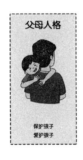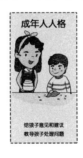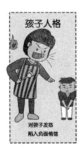

图1-2 父母的"三种人格"

大多数时候，我们在看到自己的孩子时，内心充满愉悦，有一种不顾一切都要保护他、爱护他的冲动，此时我们处在父母人格中。

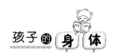

当我们以过来人的身份，给孩子意见和建议，与他们一起去面对、处理问题的时候，是成年人人格。

而当我们被孩子的某些行为点燃了怒气，开始像孩子一样和孩子发火的时候，我们就进入了孩子人格中。

进入到孩子人格中的父母，开始觉得："自己的负面情绪和表情都是拜眼前这个小家伙所赐，所以我对他凶一点也无可厚非。"这种认识是错误的，教育学家娜奥米·阿尔多特曾说：孩子是引爆你愤怒的导火线，而不是给你产生愤怒的原因。他不应该对你的情绪负责。孩子的行为启动了你内心的程式，要求你依照它编排的内容去做，虽然这个自动发生的反应，你无法选择，但是你可以选择不遵从它的指示。你可以倾听自己的内心，排除冲动，以便更好地关心孩子，不受习惯反应的干扰。

所以，家长在和孩子沟通的时候，应该要非常注意自己的情绪管理以及表情管理。不要以为你的表情孩子读不懂，事实上，日内瓦大学的一项研究表明，婴儿在6个月大的时候，就已经能够分辨不同表情，而且随着年龄的增大，他们的表情识别能力会不断增强。所以，家长一定要意识到——表情，是你和孩子传递感情的重要方式，也是你教育孩子进行情绪管理的第一课。而表情管理的失效，也常常意味着情绪管理的失控。

第二章
从"一级小号"到"最终形态",五大关卡必须完美通过

孩子在成长的过程中,不同的时期有不同的发育重点,如果家长能够在正确的时间做正确的事情,可以取得事半功倍的效果。相反,如果家长没有把握住孩子某个身体器官或机能的关键成长期,那么将来想要弥补的话,就会变得非常困难了。所以,我们一定要知道"现在我该做什么、我要做什么"。

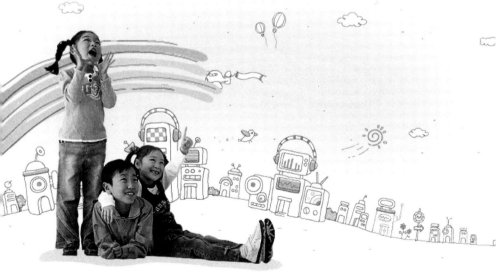

儿童身心 探秘

孩子身体发育的基本原则

孩子的身体发育是一个复杂的过程，我们能看到的只是外表的成长，但实际上，成长的过程就如同宇宙的演化一样复杂。目前，我们所能知晓的儿童身体发育的基本原则大概有三个：

第一，从量变到质变的原则。

在有些人看来，孩子就是一个缩小版的成年人，其实是不对的。儿童在发育的过程中，不仅他们的形态在由小变大、重量在由轻变重，他们的器官机能也在不断地进化之中。以大脑为例，大脑不仅会逐渐长大，也会在长大的过程中，不断形成新的"功能区"，而这些功能区的发育情况，决定着孩子的记忆、思维、分析水平。所以，家长不要觉得

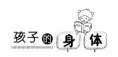

孩子出生那一刻，他们的"身体天赋"就已经固定下来了，想要让孩子拥有健康的身体，我们需要在他们出生之后，持续关注他们的发育情况。

第二，非线性原则。

儿童的成长不是一个线性的、匀速的发育过程，而是非线性的、波浪式的成长——在某一个阶段成长得更快一些，在某一个阶段又开始进入"蛰伏期"。拿孩子的体重增长来说，出生以后的第一年，进入快速增长期，之后的10年中，进入到平稳发展期。但是到了10岁之后，又会迎来第二个快速增长期。而且家长还应该明白，不同的器官，有不同的发育"波形"，以大脑发育为例：在胎儿时期的第3个月到第6个月，是它的第一个发育高峰；出生之后的6个月到3岁，是第二个发育高峰；6岁左右，又迎来了第三个发育高峰期。总而言之，在孩子成长的每一个阶段，身体的发育重点是不同的，只有抓住重点，才能事半功倍地促进孩子的健康成长。

第三，不均衡原则。

我们或许会认为，孩子的发育过程是一个均衡的过程。但事实上并非如此，不仅不同的器官之间不均衡，就连相同的器官，也可能会出现不均衡的情况。以眼睛的发育为例：有时候我们会发现有些孩子带着一种特殊的眼镜，它拦住了孩子一只眼睛。那么，是因为那只眼睛出了什么问题，所以才被拦住的吗？答案恰恰相反，被拦住的眼睛，是一只发育比较良好、视力出众的眼睛。因为它的发育太好了，远远超出了另外一只眼睛的发育速度，如果任由他继续发育的话，会造成两只眼睛的视觉机能严重不平衡。于是，人们拦住了那只发育良好的眼睛，阻止它过快发育，以求实现"双眼统一"的目的。

因为孩子存在着发育不均衡的问题，所以他们的身体表现有时候会显得比较"失衡"。有些失衡，是身体的需要，例如淋巴系统——孩子出生之后，淋巴系统会迅速发育，这是因为当时孩子的身体很脆弱，需要淋巴系统为孩子抵御外来病毒、细菌的入侵；但是等到了青春期的时候，淋巴系统则会出现萎缩的状况，这是因为此时孩子的身体已经足够强壮了，淋巴系统的"压力"减轻了，所以身体开始控制它的规模。而有些失衡，则意味着孩子的身体发育出现了异常情况，前面我们所说的左右眼的发育失衡，就属于这一情况。所以，家长应对孩子身体的发育原则有所了解，才能正确看待孩子在成长过程中，身体上可能出现的一些小状况。

理解了以上三个关于身体发育的基本原则之后，家长就能够对我们接下来要讲的、关于儿童身体发育关键期的内容，产生更加系统性的认识，让我们一起去探索儿童身体的成长密码吧！

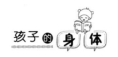

01/ 骨骼成长——身体强度的保障

我们总说人有206块骨骼，但是对于儿童来讲，其实这个说法并不准确。初生的儿童有305块骨头。多出来的骨头有：骶骨5块，随着身体的不断发育会合为1块；尾骨有4到5块，最后也会合为1块。2块髂骨、2块坐骨和2块耻骨，最后会合并成2块髋骨了。所以，儿童的骨头实际上要比成年人多出11到15块。

儿童的骨头多，也更加脆弱，所以在成长的过程中，家长千万要注意对孩子骨骼的保护。

初生的儿童，大部分骨骼都是软骨，这也保证了他们能顺利通过产道，降世临凡。来到这世界上之后，各种外界的刺激不断地施加到孩子的身体上，为了让自己能够适应这个世界，孩子的身体在悄然地进行着"加固工程"。

首先，儿童的骨骼会从中间位置开始，逐渐变硬。中间位置属于血管比较密集的"地带"，因此有了率先发育成熟的资本。

生长激素以及胶原蛋白、钙、磷等骨骼生长所必需的营养物质，随着血管被运送到骨骼里。在那里，原先软骨中

26

的多糖和胶原蛋白融合在了一起，骨头变得坚硬了一些。但是还不够，人体需要在骨骼细胞的表面上"粉刷"上一层由钙、磷等矿物质组成的结晶，如此一来，原先的软骨就彻底变成了硬质骨骼。孩子的身体更加结实了。

这个过程持续的时间很长，从孩子出生之后开始，一直到25岁左右才结束。伴随着骨骼的硬化，骨头的体积也会不断增大，在外人看来就是——孩子长高了。

所以，我们的家长应该明白，想要让孩子长得又高又壮，需要两种东西作为支撑：第一就是生长激素，它相当于一个指挥官，给骨骼下达了一个命令——赶快长！只有指挥官出现的时候，"骨骼工人"才会"工作"，如果指挥官迟迟不出现，或者出现的次数太少，那么骨骼工人就会偷懒。

第二是营养素，影响骨骼发育的营养素首先是蛋白质，其次就是钙和磷。营养素相当于骨骼工人们手中的砖头、水泥、钢筋，有了这些东西，工人们才能够正常工作，否则，即便是指挥官出现得再勤快，工人们也不可能盖成高楼。

为了保证孩子的健康成长，一方面家长可以监控孩子的激素水平，另一方面要保障孩子的营养水平。

监控激素水平，现在一般有两个手段：一是生长激素激发试验，二是测试骨龄。如果我们发现孩子的身高迟迟不长，那么就可以通过这两个手段，来看看孩子的激素水平是否正常。假如激素水平偏低，可以考虑通过补充生长激素的

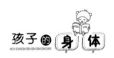

方式，来帮助孩子完成骨骼发育。

家长要特别注意一点，那就是到底要不要给孩子补充生长激素这件事情，要交给医生做决定。很多家长希望孩子能够突破"基因的限制"，长成大高个，所以就想："要么主动给孩子打点激素？"如此想法切不能有，生长激素这个东西，少了不行，但是如果多了，也会出问题——体内的生长激素超出了正常范围，可能会引发高血压、肢端肥大症等疾病。鼓励家长去做激素检测，一方面是"怕它少"，另一方面也是"怕它多"。

大多数孩子的激素水平其实是没有问题的，那么影响身高的主要因素，就剩下饮食了。为了让孩子的骨骼健康成长，家长要特别注意给孩子补充以下几类营养素：

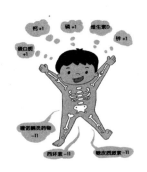

图2-1 孩子骨骼发育的"渴望"与"禁忌"

首先是我们之前提到的蛋白质、钙和磷，它们都成构成骨骼的基本营养素，不可或缺。

其次是锌，身体如果缺锌，细胞的分裂速度就会受到影响，骨骼在发育的时候，需要不断的分裂出新的骨骼细胞，如果它们停止分裂的话，孩子自然长不高。

最后是维生素D，我们都知道钙和骨骼发育密切相关，但是身体如果缺维生素D的话，那么补再多的钙也不会有太好的效果。因为人体想要吸收、利用钙的话，必须要先保证维生素D的摄入，如果缺乏维生素D，就无法吸收钙质。

满足孩子的营养需求，可以保证他们的骨骼健康发育。现代人生活条件普遍较好，所以家长只要稍微注意一下，孩子的营养均衡一般是没问题的。不过，在补充营养的同时，家长们也应该特别注意另外一件事情——不要给孩子吃一些可能会伤害骨骼的药物。

伤害骨骼的药物，首当其冲就是喹诺酮类药物，最常见的就是诺氟沙星、莫西沙星、奈诺沙星等，它们都是我们生活中比较常见的药物。这类药物会导致儿童的骨骺软骨细胞提前骨化，结果就是：孩子的骨头虽然硬了，但也不会再长高了。所以，家长对于名称中有"沙星"二字的药物，要特别小心。其次是四环素，这类药物如今很少见了，家长只需要记住"四环素对骨骼发育不利"，就可以了。最后是糖皮质激素。这类激素可以快速治疗很多疑难杂症，比如鼻窦炎、鼻炎犯了的时候，稍微喷一点就会马上好转，但是它对

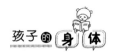

骨骼的发育会造成影响，导致孩子矮小，所以家长在使用这类药物的时候，一定要慎之又慎。

以上就是关于骨骼发育的"渴望与禁忌"，作为家长，我们应该意识到骨骼健康的重要意义，它不仅事关孩子的"海拔"，更与孩子的外形气质、免疫力等息息相关，保护骨骼健康，可以支撑起孩子一生的幸福。

02/ 肌肉训练的力与巧

有些孩子上学之后，开始学习写字，却发现怎么也不能写出漂亮的字体，而且写字的速度还特别慢。从家长的角度看孩子写字，会觉得他们写个字怎么那么累，手里的笔似乎有千斤重，一点轻巧劲儿也没有。

出现如此情况，是不是意味着孩子比较"笨"？不是的，这只能说明，在孩子的身体开始发育的时候，他的小肌肉群没有得到有效的锻炼。小肌肉群得不到有效的锻炼，就会导致孩子头部和躯干的控制力比较差，上肢稳定性不足，手部小肌肉动作不协调。这一系列负面因素结合到一起，就导致孩子在做一些精细动作的时候，很难做到"得心应手"。

0—6岁是儿童小肌肉发展的重要阶段，这个时期的孩子力量很小，不适合进行力量训练，但是小肌肉群锻炼练的不是力量，而是各个肌肉组织之间的协调能力以及手眼协调的能力。通过一些需要动手的小游戏，以及适当地做一些力所能及的家务事，都可以锻炼孩子的小肌肉群。

小肌肉群得到充分锻炼的孩子，就会显得比较"巧"，这一点在他们做手工、写字、画画的时候，就可以得到充分的展示。而且，这会让孩子在成长初期建立自信，有助于他们的性格养成。

在孩子10岁以前，肌肉锻炼都应该指的是小肌肉群的锻炼，这时候，练的是他们的巧劲儿。10岁过后，就可以带着孩子做一些关于力量方面的训练了，以此来提升他们的力量水平。

对于孩子来讲，力量训练主要有三个方面的好处：

首先是促进身高发育。有人说，孩子从小练肌肉会长不高，但事实上，只要孩子不去做负重训练，适当的肌肉锻炼非但不会影响孩子的身高，反而可能让孩子长得更高。研究显示，在12岁左右就进行力量训练的孩子，有90%的孩子在17岁的时候，身高就超过了他们的父亲。其次，力量训练可以提升骨骼的密度，让孩子的骨骼更加结实。最后，肌肉训练可以提升心血管和呼吸系统的技能。

既然肌肉训练有这么多好处，那么家长该如何帮助孩子进行肌肉训练呢？想要搞明白这一点，我们需要从肌肉的特

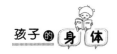

性说起。

在人类几百万年来的历史中，大多数时刻都处在食物匮乏、能量供给严重不足的状态之下。所以，我们的身体就变得非常"小心谨慎"，它会尽量储存热量，同时尽量降低能量的消耗。而肌肉是消耗热量的"大户"，别管它动不动，其实都在消耗能量。所以，如果我们总是不锻炼，身体就会觉得肌肉"没用"，体内会分泌出一种"肌肉增长抑制素"的东西，限制肌肉的增长，甚至会主动降低我们的肌肉含量。

所以，如果一个人不锻炼的话，他的肥肉在增长，肌肉却可能在萎缩，身体会越来越虚弱。孩子也是一样，在他们长肌肉的关键时期——10岁到14岁，如果孩子没有进行锻炼，那么他身体也会觉得孩子不需要太多肌肉，于是便"不愿意"生长出更多的肌肉了。

相反，如果这个时候的孩子们进行了科学的训练，那么他的身体就会觉得"我需要更多肌肉才能适应环境的需要"，于是，就会降低"肌肉增长抑制素"的分泌，孩子的肌肉会逐渐长起来。

孩子的肌肉长起来之后，他的身体消耗就会增大，即便是处在静止状态中，也会消耗大量的能量，这带来了一个显而易见地好处——孩子不会轻易发胖。除此之外，健康的肌肉还有很多看不见的好处。例如：拥有发达肌肉的孩子，也比较容易在平时的生活和运动中建立起个人自信；肌肉发达的孩子，一般来讲身形会比较好看，对他们的形象会有提升；肌肉的发达，同时也促进了其他身体器官的机能，提升孩子的整体健康水平。

家长带领孩子锻炼肌肉，要抓住几个重点：

第一，大腿肌肉的训练。大腿肌肉是日常活动的基础，拥有比较发达的大腿肌肉，孩子能够在大多数体育项目中占有优势，在生活中显得更加有持久力和爆发力。儿童大腿肌肉可以通过跑步和爬楼梯去锻炼。

第二，腹部肌肉。锻炼孩子的腹部肌肉，不是为了让孩子拥有八块腹肌显得好看。腹部肌肉的最大作用有两个：一是增强孩子的核心力量，让孩子身体控制力更强；二是保护内脏器官，当人体遭到冲击的时候，足够发达的腹部肌肉能够抵挡大部分冲击力，保护内脏器官的安全。孩子可以通过一定量的仰卧起坐来锻炼腹部肌肉。

第三，背部肌肉。有些孩子小小年龄就驼背了，家长认为驼背的原因是骨骼变形。但实际上，背部肌肉太过孱弱、无法有力地支撑起孩子的上半身，也是他们驼背或站姿变形的一个重要原因。所以，锻炼背部肌肉可以有效地改善孩子的身形。对于年龄不算太大的孩子来讲，锻炼背部肌肉最有效的办法就是让他们自己收拾房间。

第四，手臂肌肉。强壮的手臂肌肉可以通过多种方式体

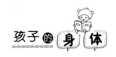

现出来，让孩子对自己的身体充满自信。另外，手臂是和大脑互动最频繁的身体器官之一，所以强壮的手臂肌肉能够有效提升儿童的脑适能（脑适能是指：通过肢体训练，改变脑结构和功能的过程）。孩子锻炼手臂肌肉的有效方法是俯卧撑、扔小球等运动。

要强调的是，我们所说的"锻炼肌肉"，并不是希望家长把孩子培养成那种棱角分明的"肌肉型男"，那是另外一种追求。我们所追求的是，让孩子拥有能够支撑他身体机能的肌肉组织，这是最起码的标准。不得不说，现在的孩子虽然个头普遍较高，营养较好，但是在力量层面上，很多孩子是比较弱的。许多孩子自小生活在父母的保护之中，"肩不能担、手不能提"，这对于他们的整体健康其实是不利的，也可能会造成一些生活上的困扰。所以，让孩子吃点"苦头"、长点肌肉，对他们日后的健康生活有很大好处。

03/ 智力拓展，抓住关键时期

可能很多人都有一种感觉：现在的孩子普遍比过去的孩子要聪明。事实真是这样吗？是，也不是。

从大脑结构上来讲，现代的孩子和20年甚至200年以前的孩子相比，其实差异并不大。

人类大脑经过了漫长的进化，300万年前，人类祖先们的大脑容量是比较小的。为了获得更高的智力，人类大脑在持续地进化，不断地扩展容量。两万年以前，人类的大脑容量进化到了巅峰，达到了1500毫升。

巨大的大脑给人类带来了巨大的消耗，所以在之后的数万年时间里，人类大脑不但没有继续增大，反而逐渐变小了。今天，我们成年人的大脑约为1350毫升，比我们两万年前的祖先小了一个鸡蛋那么大的体积。

大脑变小了，并不意味着我们比祖先更傻了，因为现代人大脑中的神经元结构更加优化了，思考的效率也因此提高了。所以，和两万年前的祖先相比，我们变得聪明了一些，我们的孩子也肯定比当时的孩子聪明得多。但是和20年甚至200年前的孩子相比，今天孩子的大脑与那时候孩子的大脑其实并没有本质上的区别，毕竟，进化是漫长的过程，是以千年、万年为单位的，区区几十年间，人类大脑不可能大幅度地进化。

但很多人对于这一结论一定是不认同的，因为他们"亲眼所见"，今天的孩子确实比以前的孩子聪明了一些。这种认识倒也没错，今天的孩子之所以更加"聪明"，不是因为他们的大脑变得更加发达了，而是他们拥有了更多的见识以及更好、更科学的教学方法，所以他们的认知水平、表达能力、思维逻辑要比从前的孩子更优秀，因此他们就显得更加

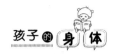

聪明。

以上事实，可以在两个方面给家长一些启发，那就是智力的高低，取决于两个基本要素：硬件（大脑）和软件（教育水平）。

在明白了这个道理之后，我们就可以把拓展智力这件事情一分为二，分别从大脑开发和智力培训两个方面，来认识提升儿童智力的关键要素。

首先，可能很多家长都想知道："如何才能让孩子的'硬件'变得更强？如何有效地开发孩子的大脑？"

对于这个问题，家长首先应该明白一些大脑的"常识"——

所有大脑相关功能的发育，在孩子5岁以前都处在一个高峰期。这里的大脑功能包括：视觉、听觉、情感控制、语言、社交技巧、数字及符号。

大脑思维习惯的形成，则要更早，在孩子1岁到2岁的时候达到巅峰，过了这个时间段之后，思维习惯的养成会越来越困难。

孩子大脑中负责数字和社交技巧区域，从1岁开始迅速发育，到3岁的时候走上巅峰，此后的发育速度趋于平缓，但总的来说，这两个区域在7岁以前都还保持着不错的发育速度。

从宝宝出生到1岁这一年的时间里，孩子的大脑每天可以增加一克的重量，是所有身体器官中发育比较迅速的。在大脑的重量快速增长的同时，孩子的大脑结构也在迅速发生着变化——他们的大脑中会出现很多叫"突触"的东西，这个东西形状像树枝，作用像网线，将大脑中的神经元紧密地联系到了一起。

一般认为，大脑中的突触越多，人的大脑就会越聪明。有一个可能大多数人都想不到的事实：孩子大脑的突触，要比成年人更多。也就是说，从潜力上讲，孩子的大脑其实要比成年人大脑更优秀。

一开始，孩子的大脑中有数不清的"神经元"，但是随着孩子的成长，这些没有形成有效连接的神经元，会被其他已经形成连接神经元的突触"排挤"，最终消失不见。科学研究表明，大概有一半的神经元会被淘汰掉。

存活下来的神经元是否可以永远存在？也不是，神经元需要不断地接受刺激，他们才能够存活下来，如果那些已经形成连接的神经元得不到有效的刺激，它们也会逐渐消失不见。这对于孩子来讲，无疑是巨大的损失。

所以，一个生活在丰富多彩世界中的孩子，他们就会变得越来越聪明，因为他们的大脑总能够得到有效的刺激。相反，一个孩子如果生活在缺乏刺激的环境中，他们大脑中的神经元就会不断地消失，最终影响到大脑的"硬件水平"。心理学家曾经做过一个实验，他们饲养了一只黑猩猩，这只

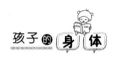

黑猩猩从小生活在黑暗无光的世界里，在这样的环境中，它所能接受的外界刺激是非常有限的。等到黑猩猩成长到一定阶段之后，心理学家发现，这只黑猩猩的视觉神经元出现了大规模的萎缩。而且他们还发现，如果在七个月之内，给黑猩猩施加视觉刺激的话，那些神经元还能够部分恢复；但是如果他的相关神经元在一年之内都得不到视觉刺激的话，最终就会全部萎缩掉——黑猩猩永远都不可能获得视力了。

还有科学家曾经用小白鼠做过实验。他们找来一批小白鼠，分成两组，其中一组放到普通笼子里，每天吃了睡、睡了吃；另外一组小白鼠的待遇就好得多，在他们生活的笼子里，有各种玩具供他们玩耍、探索。几个月后，通过研究两组小白鼠的大脑，科学家们发现：那些生活在多姿多彩环境中的小白鼠，拥有更大的大脑和更多的脑回沟，他们显然要比其他同类更加聪明。

动物如此，人也如此。在孩子成长的过程中，尤其是在他们3岁左右，大脑处在飞速发展的时间段，给予大脑更多的刺激，他们就可以保留更多的神经元，孩子的大脑变得更加聪明。

那么，通过什么方式来刺激孩子的大脑呢？有以下几种方法：

首先，让孩子们自立生活。

有些家长，尤其是上了年纪的家长，非常溺爱自己的孩子。孩子自己尝试着洗小件儿的衣服,家长立刻冲过去,从孩子手里一把夺下,说:"妈妈帮你洗,你还小,不用自己洗衣服。"表面上这是对孩子的爱,但实际上可能是一种害。因为当孩子开始探索周围的世界,并且付诸行动的时候,他们大脑的相关区域就会受到刺激。家长如果终止了孩子的探索行为,就等于剥夺了这种刺激,对于孩子的大脑发育没有好处。

事实上,家长不妨懒一点儿,等孩子2岁多的时候,就可以给他们安排一些家务。通过做家务,刺激了孩子大脑中的运动区域、习惯区域等,有助于提高孩子的认知水平,培养孩子的良好习惯。之前我们也说过,孩子的习惯区域在1岁到2岁的时候达到发育的高峰,在这个时间段内形成的一些良好习惯,可以伴随他们终生。

其次,要让孩子充满幸福感。

对于大脑来讲,幸福感是一种正面的刺激,而悲伤感是一种负面刺激。经常能够得到正面刺激的孩子,他们的大脑发育就会更加健康,认知水平也更高;相反,经常被负面情绪刺激的孩子,他们的大脑也会发生器质性的变化,体现为认知水平较低、反应比较迟钝。美国华盛顿大学医学专家在系统地研究了年龄与智慧之间的关系后得出结论:那些常年处在欢笑声中的孩子,多数较为聪明。而且他们还观察到,聪明的孩子一般来讲笑得比较早,笑的频率比较高。孩子为

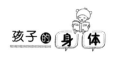

什么笑得早？笑得多？归根结底还是受到了家庭的影响。

再次，通过艺术活动来刺激孩子的大脑。

从事艺术活动，需要动用大脑的多个区域：如运动中枢、听觉中枢、视觉中枢、语言中枢等，对于孩子大脑的刺激是多方面的。心理学家发现，音乐是一种开发右脑的上佳途径，绘画则可以提升孩子的视觉感受力、动手能力、语言理解等能力。

最后，可以通过运动来刺激孩子的大脑。

运动是一种非常重要的刺激手段，它不仅能锻炼孩子的身体，也能够帮助孩子提升智力。关于运动对于孩子身体发育的重要性，我们会拿出一个专门的章节来详细阐述，在此就不再赘述了。

通过以上方法，可以提升孩子智力的"硬件水平"，他们将拥有更聪明的大脑。但这只是拓展孩子智力的一个方面，光有一个聪明的大脑并不是智力的全部，家长也要通过提升孩子的眼界、认知水平、逻辑思维等能力，来全面地促进智力的提升。

眼界这个东西，很难被量化，有的孩子小小年纪就周游各国、踏遍山河，眼界自然宽阔。但并不是所有人、所有家庭都有如此条件。那么，条件一般的家庭就没有办法提升孩子的眼界、认知水平、逻辑思维等能力了吗？当然也不是，最简单的方法，就是培养孩子的读写习惯。

心理学研究证明，学龄前3到5岁，是培养孩子早期读写能力的关键时期，而且，早期读写能力的培养，与孩子日后的学业成就有密切关系。所以，家长在这个时间段，一定要特别重视亲子阅读活动的展开。

亲子阅读又叫作"父母·孩子共享阅读"，是父母参与儿童语言和读写能力发育的直接手段。通过亲子阅读，一来可以促进父母和孩子之间的感情，更重要的是，可以提升孩子的语言能力和读写能力，同时增加知识，增长见闻、培养孩子独立思考的能力，进而起到开阔眼界的效果。

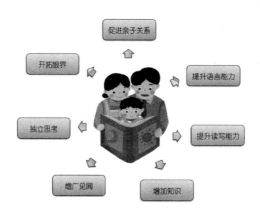

图2-2 "亲子阅读"带给孩子的好处

最近，发表在《儿科医学》上的一篇文章说，利用血氧水平依赖功能磁共振成像技术，发现孩子在阅读书本的时候，大脑的活动要比他从事其他大部分活动时更加活跃。尤

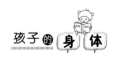

其是大脑左半球顶的"枕叶皮层"，显得格外活跃。这一区域是人类参与语言语义处理的中心区域，通过阅读可以有效地刺激该区域，进而提升孩子各方面的能力。

事实上，阅读不仅可以刺激某个特点的大脑区域，它还能将不同的大脑区域紧密地联合到一起，如语言区域、视觉区域、逻辑思维区域等，形成大脑内部的"积极互动"，实现大脑功能有序而高效的整合。这种大脑功能的提升，不仅仅是硬件的升级，也是一种软件的优化，可以让孩子获得"综合性的智力"。

当然，除了阅读之外，还有很多种办法提升孩子大脑的"软件水平"，如益智游戏、集体活动、体育锻炼等，但阅读无疑是其中最有效、成本最低的一种方法，所有的家长都应该把亲子阅读当成是一件重要的育儿任务去完成。

04/ 他在模仿你——孩子的模仿关键期

孩子是身体的主人，但是孩子最初是如何获得"身体控制权"的呢？靠的就是模仿。

意大利第一位女医生、幼儿教育家玛利亚·蒙台梭利曾经说过：儿童的每一次成长，皆从模仿成年人开始。

孩子的模仿能力很强，有研究显示，出生4个小时的婴儿，就已经具备了模仿能力。他会模仿成年人张嘴、噘嘴的动作。只不过，大部分家长都觉得，这是孩子天生就会的动作，不是模仿得来的。

当孩子到了大约4个月的时候，他常常盯着身边人的嘴巴，观察嘴唇的动作，这激发了他有意识地活动，并对语言产生了兴趣。大约再过2个月之后，他便能无意识地发出单音节了。而且，这个时候孩子开始模仿大人的表情，妈妈对着他笑的时候，他也会冲着妈妈笑。一方面是家长的笑容让他感到开心，另一方面，孩子其实也是在模仿你。

到了孩子2岁的时候，模仿行为不再是一板一眼的“情景再现”了，他开始在模仿中加入自己的想象力，比如：男孩子喜欢拿着一个树枝当宝剑，尽情挥舞，这其实是在模仿动画片或电视中的景象，在他的想象中，自己手中的树枝是绝世的利器，而对面站着的，是邪恶且强大的敌人。通过这种模仿，孩子从一个简单的生命状态，进化到了一个更高层次的状态中，他们开始和外部世界产生更多的联系，开始尝试着融入这个世界。

模仿对于孩子的能力养成具有非常重要的作用，在模仿的初期，孩子通过模仿可以了解自己的身体能力。通过不断地模仿，他将别人的能力转化成为自己的能力。年龄比较小的孩子，模仿的主要是“形”，也就是身体动作；年龄增大之后，他们开始模仿一些抽象的东西，比如语言、气质等。

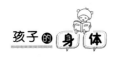

　　我们不要认为模仿仅仅是一种简单的学习行为，其实，当孩子开始在模仿中加入想象力，并且开始模仿抽象的东西时，他们就开始了"一边模仿、一边创造"，最终，通过模仿行为，孩子将塑造出一个独特的自己。

　　有些家长会在孩子模仿别人的时候，对孩子的行为加以阻止。如：孩子总是反复地说一些没有意义的语言、重复某一个动作的时，家长会认为他们的行为"无聊"，所以便不让孩子继续模仿。但是这种做法，会破坏了孩子模仿敏感期的正常发展，进而影响孩子的认知水平。

　　有些孩子很早就可以模仿别人，有的孩子五六岁的时候才开始模仿别人。为什么？因为有的孩子在刚开始模仿别人的时候，就被家长打断了，导致模仿行为的发展比较滞后。所以，对于一些年龄比较小的孩子，家长应该鼓励他们正常的模仿行为，尽量不要打击、阻止孩子的模仿行为。

　　当然，家长会认为："我怎么可能打击孩子呢？这不可能。"实际上，这里的打击所指的对象是模仿行为，而不是孩子。家长可能不会打击孩子，但是却经常在不经意间打击孩子的模仿行为。举个最简单的例子：一个小孩看见家长在扫地，于是他也摇摇晃晃地拿起一个扫帚，作势要扫地。这个时候很多家长会怎么办？他们过去一把把孩子手中的扫帚拿走，很爱惜地说："宝宝危险，扫地让妈妈来就可以，宝宝小心被扫帚戳到！"

我们可以想一想，在生活中，类似的场景是不是比较常见？其实这就属于"打击模仿"的一种行为。

当孩子出现模仿行为之后，家长要尽量给他们一个宽松的环境，理解、保护孩子的这一行为。而且，我们还要鼓励孩子有益的模仿行为。例如，当孩子模仿着家长自己刷牙、自己洗衣服的时候，无论他们做得好不好，家长都应该及时地给予鼓励，这样不仅会强化他们的模仿能力、学习能力，还能帮助孩子养成良好的习惯。

家长应该知道，孩子对正确的事物模仿得越多，他们的生活经验就越丰富，而且想象力和思考力也会在模仿中加强。例如，孩子模仿电视中的某个角色的时候，他们一定会在脑海中回想这个人物的一些鲜明特点，思考人物为什么会这样做？这些思想活动，都是很好的思维锻炼。

有些家长很担心，说："孩子好的学不会，坏的学得快，怎么办？"

首先，这个说法是不客观的，年龄尚小的孩子，他们在模仿的时候，心中不存在好与坏的偏见，更不存在能模仿坏的却模仿不了好的这种事情。

假如孩子模仿了一些坏习惯怎么办？首先，家长不要大惊小怪，要保持平常心。其次，对于孩子的"坏模仿"，家长要尽量保持一种"看不见、听不见"的状态。因为孩子的很多行为，是为了引起家长的注意，只要你开始注意他们，

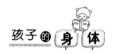

他们的目的就达到了，就会不断地强化这一行为。相反，如果你不去注意他，他就会觉得这个行为没有意义，会逐渐放弃该行为。例如：一个小男孩不知道从哪里听到了一句话"娘稀屁"，并在家长面前说了出来。家长听到之后，觉得孩子学会说脏话了，这可不是什么好事儿，于是情绪显得有些激动，问孩子："你从哪学会的？以后不许说这句话了，听见了吗？"孩子起初被吓到了，但是缓过来之后，他觉得这件事情很有趣，嘴里不断地说着"娘稀屁"，父母越是阻拦，他说得越凶。

面对这样的情况，家长最合理地做法应该是——假装没听见，然后暗中观察。如果孩子觉得没趣不再说了，那么此事就告一段落了。如果孩子还在不停地说，再采取教育手段也不晚。

而且，当孩子在模仿一些类似于说脏话这类行为时，家长不要小题大做，觉得自己的清纯小宝贝儿怎么就开始说脏话了呢？他的道德品质是不是要败坏掉了？哪有这么严重，年龄尚小的孩子，他们的心灵很干净，无善无恶、无是无非，只不过是一次单纯模仿，只要不发展成口头禅，没什么大不了的。睁一只眼闭一只眼，反而是最好的办法。

最后，家长需要特别注意的一件事情是，真正有益的模仿行为，是孩子自发的，而不是家长强迫的。在生活中，孩子会自发地模仿自己的父母，所以父母在行为上要给孩子树立榜样。

有些父母为了提升孩子的能力，强迫孩子去模仿一些他们不能理解的行为和动作，其实是不对的。例如，母亲喜欢穿很鲜艳的衣服，孩子不喜欢穿，但是母亲非要逼迫孩子和自己一样，去模仿自己，那么就会起到相反的作用——非但起不到提升孩子某方面能力的作用，还可能会造成亲子对立。

作为父母，自己在语言上要多加注意，切莫脏话连篇。在衣着打扮上要干净得体，在生活中要有良好的生活习惯，这就给孩子提供了一个非常好的模仿范本。至于孩子到底模仿哪些？模仿的成果怎么样？不如顺其自然，让孩子在模仿中自己去摸索，不要拔苗助长。

05/ 保护"萌牙"

牙齿，是一种"不可再生资源"，在人类进化的过程中，只形成两副牙胚——乳牙牙胚和恒牙牙胚。还在刚出生的时候，乳牙牙胚会逐渐长出来，长成人生的第一副牙。乳牙是人生的过客，随着孩子不断长大，乳牙会逐渐脱落，等待已久的恒牙牙胚会萌发出来，长成人生中的第二副，也是最后一副牙——恒牙。恒牙将伴随孩子的一生，它的健康与

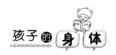

否与孩子们的生活质量密切相关，它的美观程度将影响孩子日后的外貌、气质。所以牙虽然是个小器官，但是家长在"牙事"上，切不能掉以轻心。

乳牙从孩子6个月的时候萌发，6岁以后会逐渐脱落。如果一共有20颗，数量比较少，不过孩子的嘴小，所以足够了。

到了6岁以后，孩子的骨骼明显长大。原先数量又少、体量又小的乳牙明显不能适应孩子的需求了，于是乳牙退位，恒牙开始长出来。恒牙的数量比乳牙多，一般有28颗左右。

换牙这件事情给了孩子一个错觉——牙掉了就会在长出新的来，所以不用特别保护牙齿。家长一定要告诉孩子，恒牙将伴随他的一生，如果恒牙掉了，或者生病了，那么我们将会永远失去一颗健康的牙齿。

有人觉得，人老了，牙齿也就老了，所以随着年龄慢慢增大，牙齿的老化是正常现象。但实际上，牙齿作为人类身体上最坚硬的一个器官，它是不会老的，只会逐渐"病掉"，如果我们能从小就保护好自己的牙齿，那么即便将来七老八十了，牙齿也能够保持比较好的状态。所以，预防牙病是需要我们用一生的时间去做的事情，更要从娃娃抓起，为牙齿健康奠定坚实的基础，从小养成良好的用牙、护齿习惯。

现在的孩子换牙比原来的孩子晚了一些,一般13岁左右才会完成换牙。主要是因为现在的孩子们营养比较好,吃得比较精细,所以乳牙的服役时间随之加长了。

孩子们的乳牙一般都比较整齐,但是在换牙之后,恒牙可能就会长得有点"随便"。这是因为,恒牙是慢慢长出来的,它们一直"埋在"乳牙的下面,只要乳牙一掉,已经在骨头里长好的恒牙就会很快顶出来,替代乳牙的位置。

孩子的下颚骨比较小,但是却埋了太多的恒牙,他们彼此之间难免磕磕碰碰、挤来挤去,如此一来,就增加了牙齿长歪的风险。

孩子的牙齿长歪了怎么办?尤其是长成了地包天或者大门牙的时候怎么办?赶紧去医院沟通检查,有必要的话就要做矫正。牙齿对人的外貌影响特别大,一口参差不齐的牙齿,不仅张开嘴的时候不好看,也会影响孩子的脸型,本来挺帅的小伙儿,因为一口牙减了好几十分,相信这是家长不愿意看到的结果。

孩子的牙齿需要面临的第二个普遍风险是龋齿。

龋齿是一个大概念,具体细分的话,按照程度可以分为浅龋、中龋、深龋、根龋、猖獗龋。浅龋可以观察得到,但是孩子自己感觉不到;到了中龋的程度,孩子吃酸、吃甜的时候,就会感觉特别痛了。深龋之后,孩子会因为温度的变化感觉到疼痛,而且可能产生嵌塞痛。

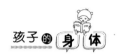

孩子的身体

龋齿发展到最后，特别容易形成牙髓炎，具体表现是持续性的牙痛，尤其是睡觉前后，痛感不断袭来，让人难以入睡。这个时候去拍片子的话，会发现龋齿已经"烂"到牙神经的位置了。

治疗龋齿比较容易，三步就可以完成——去除污染，消毒，充填材料。但是到了牙髓炎的地步，就需要比较复杂的治疗方式了，严重的时候，需要做根管治疗。做完根管治疗之后，牙齿的神经被破坏掉了，成了没有感觉的"死牙"。

很多家长觉得，还处在乳牙阶段的孩子，他的牙齿将来反正是要换掉的，所以即便是出了问题，也不用特别担心，只要保护好将来的恒牙就可以了。这种想法是错误的，因为牙根的最末端，有一个根尖孔，牙髓内部的神经和血管、淋巴管，通过根间孔与牙周组织联系到一起。儿童乳牙的根尖孔比较大，所以感染之后的浓液和细菌特别容易在此汇聚，造成持续性的严重感染。

乳牙严重感染之后，埋在乳牙下面的恒牙也可能被随之感染。此时，恒牙还在发育阶段，一旦遭到感染，就会造成釉质发育不全。将来，这些在发育阶段就受到了损害的恒牙长出来之后，会变得特别脆弱。到时候再想挽救恒牙，就晚了。

另外，乳牙如果被严重感染的话，会过早脱落，称为乳牙早脱。而这个时候，恒牙还没有发育好，但是身体为了顶替乳牙脱落的这个空缺，就会加速恒牙的发育。如此一来，牙齿的整个发育计划被打乱了，孩子日后的牙齿健康会因此遭到破坏。

孩子特别容易患龋齿，一是因为他们不太注重牙齿的保护。二是因为造成孩子龋齿的原因是多种多样的。有一种龋齿叫奶瓶龋齿，就是因为孩子睡觉的时候含奶瓶，奶水会在他们睡眠的时候，以极快的速度滋生出细菌，腐蚀孩子的牙齿。所以，家长一是要防止孩子有不好的用牙习惯，二是多观察、早发现，因为孩子的牙齿很脆弱，龋齿"进化"的速度比大人快得多。

为了保护孩子的牙齿健康，家长应该做到以下四点：

首先，从孩子的乳牙长出来之后，就要逐渐教会孩子正确地刷牙方式。

7岁以下的孩子，要用儿童牙膏刷牙，这类牙膏的含氟量比较少，可以防止孩子的乳牙变成氟斑牙。

家长要监督孩子每天刷三次牙，每次不能少于三分钟。由于孩子的口腔比较敏感，所以要用软毛牙刷。大一点孩子，晚上刷牙之后，绝对不能再吃东西了。

刚长出牙的小孩子自己不会刷牙怎么办？家长可以买一点指套，用手指帮助他清洁牙齿。

其次，为了避免牙齿损伤，孩子要远离一些伤牙的坏习惯。有的孩子喜欢啃手指、咬铅笔、咬嘴唇，这一习惯除

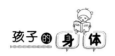

了会导致细菌感染的风险之外，也会造成孩子牙齿不齐的后果。即便是孩子在乳牙期啃手指，也会造成恒牙的错位，增加以后牙齿乱长的风险。

家长要告诉孩子，牙只是用来吃饭的，别的东西一律不能用牙咬。

还有一个最伤牙的习惯，就是让孩子喝碳酸饮料。碳酸饮料是牙齿的头号杀手，它的PH酸碱度很低，会腐蚀牙釉质；它的含糖量很高，会在口腔内滋生出大量的细菌。这两条加起来，成就了它牙齿杀手的地位。

事实上，稍微喝一点碳酸饮料，对于牙齿的伤害倒是也没那么大。怕就怕孩子喝了饮料不刷牙，那么大量的细菌就会在口腔内不断繁殖，最终造成龋齿。

所以，家长一是尽量要让孩子少喝这类饮料，二是喝了碳酸饮料的话，一定要让孩子刷牙。家长可以和孩子约定好，不管什么时间、什么地点，只要喝碳酸饮料，就必须刷牙。通过这种方式，一来可以保护牙齿，二来也可以降低孩子对碳酸饮料的"渴望程度"。

最后，家长要学会用氟化泡沫给孩子护齿。

氟化泡沫是一种防龋齿的制剂，它的安全性比较高，在欧美比较常见，得到了美国药物与食品联邦管理局和美国牙医协会的批准认可。从孩子三四岁开始，每半年给孩子涂一次氟化泡沫，可以有效地防止儿童龋齿。

　　至于使用氟化泡沫的方式方法，家长不要自己摸索，直接去医院遵医嘱就可以了。

　　牙齿保护天天做，它就是一件小事；但是如果不能从细微处着手做好保护牙齿健康的工作，导致孩子产生了牙齿健康方面的问题，那它就会成为一件大事。所以，把牙齿保护视为孩子成长中的一道重要关卡，是很有必要的，家长一定要提高重视，和孩子一起"天天出小力，避免大麻烦"。

第三章
孩子天然有"吃心"，家长千万别"妄想"

　　大多数人能够完全吃饱的历史，不超过一百年。在过去几十万年以来，摆在人类面前的最大难题，其实就是"饥饿问题"。为了适应饥饿，人类的身体进化出了许多对应的技能，例如：从内心深处喜欢淀粉、糖和脂肪；获得能量之后，人类的身体会尽量把它们保存起来……如今，对于大多数人来讲，饥饿问题已经成为过去式，我们迈进了一个全新的历史时期。但是我们的身体进化得没有那么快，它依然保持着曾经的"习惯"。新的饮食环境加上老的身体机能，二者之间互不匹配，这就造成了一个结果——人类，尤其是孩子，很容易"吃错东西，搞坏身体"，所以，家长一定要担负起"儿童饮食管理者"的角色。通过践行正确的饮食方式，带领孩子走出吃的误区，走上健康饮食之路。

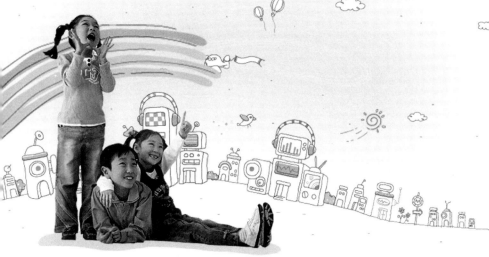

儿童身心 探秘

沃尔特·米歇尔棉花糖实验
——"会吃"的孩子更容易成功？

2018年,著名沃尔特·米歇尔教授已在纽约去世。

沃尔特·米歇尔这个名字,在普通人中可能比较陌生,但是在心理学界却是如雷贯耳。在20世纪最著名的100位心理学家评选中,他位列25位,排在他前面的是两个众人皆知的名字——荣格和巴甫洛夫。

沃尔特·米歇尔一生都在研究自控力,而他设置的"棉花糖实验",持续了半个世纪之久。这项实验告诉了我们一个道理:孩子们是否能够抵挡"吃"的诱惑,可能决定了他一生的发展方向。

棉花糖实验始于1960年,当时,在斯坦福大学心理学系

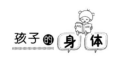

开设的宾恩幼儿园里，有600多名4到6岁的儿童参加了这项实验。

实验的内容很简单，沃尔特·米歇尔邀请孩子们来到了他的儿童心理学实验室，给了所有孩子一个选择：桌子上摆着一个棉花糖，孩子们可以马上就去吃掉它，也可以等一会儿再吃。沃尔特·米歇尔告诉孩子们："如果你们想吃的话，现在就可以吃掉它，但是如果你们能够等待我下次回来之后再吃棉花糖，那么就会得到双倍的棉花糖。"

初步的实验很快就结束了，有的孩子抵挡不住眼前的诱惑，马上就去把棉花糖吃掉了，有的孩子则比较有自控力，等了一会儿才去吃掉棉花糖。不过，美食的诱惑对于孩子来讲是非常大的，有些孩子明明很想吃棉花糖，但是为了得到奖励，他们不得不克制心中的渴望。于是，孩子们有的捂住了眼睛，不去看棉花糖，有的则一直在玩弄自己的衣角，希望可以通过一些小动作来转移自己的注意力。最终的结果是：不同的孩子"坚持"的时间并不一样，有些孩子连三分钟都没有坚持到，就去吃掉了棉花糖；只有大概三分之一的孩子坚持到了沃尔特·米歇尔再次出现，他们拿到了奖励。平均下来的话，孩子们等待的时间大概在15到20分钟。

这个实验如此简单，它又能证明什么呢？别着急！因为在之后的几十年里，沃尔特·米歇尔一直在追踪当年这些孩子的动向，最后他发现，在实验中能够坚持更长时间不去碰眼前棉花糖的孩子，最后大多数在学业上都获得了成功。

沃尔特·米歇尔因此得出结论：具备延迟满足能力的孩子，更容易获得成功。所谓的延迟满足能力，指的是"为了长远目标，甘愿放弃眼前享受的能力"。

沃尔特·米歇尔为什么要用食物作为实验的载体呢？因为食物的诱惑对于孩子来讲是一种最直接、最有效的"诱惑方式"，在食物面前，孩子们最容易"暴露内心"。当然，家长也应该知道，5岁以前的孩子，由于他们的前额叶皮层还没有发育完善，所以不可能具备延时满足的能力，对于这个年龄段的孩子，家长们无需用食物去试探他们、锻炼他们，无论孩子能不能抵挡住食物的诱惑，都不能说明任何问题。当孩子超过5岁之后，家长就可以通过对食物的态度，来判断孩子是否具备延时满足的能力了。我们可以在孩子吵嚷着要吃某种食物的时候，告诉他们："如果你能过一个小时再吃，那么妈妈可以给你更多的食物，好不好？"

如果孩子不能接受"延时满足"，家长也不要太担心，因为对于这个年龄段的孩子来讲，是否具备延时满足的能力，是基因里带出来的，通过后天的训练，可以得到增强。正如米歇尔教授所说："延时满足的能力来自基因，但它像肌肉一样，能够在锻炼中获得加强。"

为了锻炼孩子的延时满足能力，家长还是可以在"吃"

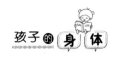

这件事情上做文章。吃作为孩子内心中最强烈、最直接的一种欲望，如果能够通过这件事情来培养他们延时满足的能力，可以取得事半功倍的效果。具体来说，家长通过以下几个场景，来唤醒孩子的延时满足能力，提升他们的自控力：

1.当孩子希望家长给他购买某种零食的时候，家长可以对他们说："你前天和昨天刚刚连续两天都吃了这种零食，所以我不建议你今天继续吃。这样吧，如果现在买呢，只能给你买一小块，而且今天吃了之后，你未来三天就不能再吃这样的零食了。可是如果明天买的话，能够给你买一大块，你可以自己选择吃零食的时间。"一般来讲，孩子会选择后者，如此一来，就让孩子初步体会到了"延时满足"带来的好处。

2.当孩子刚吃完饭，就叫嚷着要喝酸奶、吃巧克力的时候，是培养他们延时满足最好的时机。这个时候孩子并不饿，只不过是欲望在推动他们的行为。家长如果不给他们吃的话，他们可能会说："妈妈，我只要一点点。"这个时候，家长就可以告诉他们："你刚吃晚饭，现在吃零食对身体不好。这样吧，你如果现在吃，只能吃一小口。但是如果你两个小时之后再吃的话，就可以吃一整块巧克力。"通过这一举措，既可以帮助孩子改正不好好吃饭只想吃零食的心态，又可以培养他们延时满足的能力。

通过类似的场景，能够提升孩子的自控力。但是家长要特别注意，培养孩子的延时满足是好事，但不能矫枉过正。延时满足需要遵循几个原则：

第一，基本要求满足之后，再提延时满足。

只有基本要求满足之后的孩子，才能够锻炼出延时满足的能力。如果孩子本来就很饿，家长还要对孩子进行"延时满足"的训练，非但起不到正面的效果，反而会击溃孩子的自控力。

第二，要"有道理"的延时。

很多家长的"延时训练"，只强调延时，不强调延时的合理性。孩子想要什么，都会说"再等等"或"明天怎么样"，这会让孩子觉得自己的需求总是不能得到及时满足，因而产生不安全感，造成负面的作用。所以，家长在延时的时候，一定要告诉孩子为什么延时，就像案例中所提到的那样："你已经连续两天吃了同样的零食""你刚吃完饭，现在吃对身体不好"。通过给孩子讲述延时的原因，让他们接受延时的现实，这才是正确的方式。

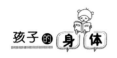
01/ "零食之争" 背后的真相

　　孩子都喜欢吃零食，这其实是一种被"原始欲望"所驱动的行为。在人类漫长的进化过程中，糖分和脂肪一直以来都属于重要且稀缺营养。为了满足人类的身体需求，我们的大脑对于甜食和脂肪丰富的食物是非常渴求的。随着科技的发展，人类开始掌握了大量"制造"糖和脂肪，这两种营养素的价格越来越低，越来越容易获得，因此在大脑的驱使之下，如果我们不加以节制的话，就会吃进大量的糖和脂肪，给我们的身体带来负面的影响——昔日的稀缺性营养，由于太过易得，变成了今天的"垃圾食物"。营养供给发生了变化，但是我们的大脑还没"回过弯儿"来，它依然固执地"觉得"：糖和脂肪是最重要的食物，遇见了就一定要多吃一点。为了指挥我们多吃这两种食物，大脑会"贿赂"我们的精神系统——每当我们吃进糖和脂肪，大脑都会分泌出多巴胺来，让我们感到快乐和满足。

　　大人都能用理性节制自己的饮食，而孩子们则更多地被大脑所驱使，所以，他们对于蔬菜、粗粮这类食物可能不太感兴趣，但是对于糖和脂肪却充满了渴望。大部分孩子喜欢的零食，都含有大量的糖和脂肪。

孩子吃起零食来，是没有节制的。这其实不怪孩子，因为即便是大人，很多人都难以抵御高糖、高脂肪类食物的诱惑，可乐成瘾、肉食成瘾的现象屡见不鲜。

一方面是孩子天生的欲望，另一方面是家长对健康的向往，所以在很多家庭，都会出现家长和孩子的零食之争。那么，如何解决这个问题，就需要家长用理性去考量零食的利与弊。

孩子吃零食完全没有好处吗？

并不是！

很多家长都希望孩子能够像大人一样，正常吃饭，一日三餐。但这其实是不科学的，因为孩子的胃容量比较小，但他们的代谢速度和消化速度又很快，所以如果孩子像大人一样吃饭的话，两餐之间其实是存在一个"饥饿期"的。所以，给孩子在三餐之间吃一点零食，其实是符合孩子身体所需的，是一种科学的做法。一般来讲，孩子们每天要吃5到6次东西，这才是正常的。

但是很多家长会碰到一个棘手的现象：孩子只愿意吃零食，不愿意吃正餐。到了吃零食的时间段，比谁吃的都多，而且专门挑甜的、油的吃，对身体健康非常不利。到了吃正餐的时候，又能躲就躲、能少吃就少吃。这么个吃法，营养肯定是跟不上的，怎么办？

首先我们要分析孩子的心理特点。吃零食这件事情，一方面是孩子的生理需要，另一方面，也是孩子的心理需要。

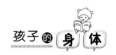

在多数情况下，父母越是不许孩子吃零食，越是压抑他们这方面的需要，那么孩子从心理上就会觉得"吃零食"这件事情有令人向往的美妙之处。

如果孩子这方面的需要总是得不到满足，可能会导致孩子缺乏安全感、缺乏被爱的感觉，他们甚至会采取一些"低自尊"的方式，去获取零食，例如，撒泼打滚祈求零食、偷钱买零食等，这显然对孩子的心理发展是不利的。

所以，对于零食这件事情，家长不要将其视为洪水猛兽，一方面孩子们确实需要零食来补充营养，另一方面如果过度压抑孩子们的需求，会将孩子对于零食的渴望推向更高的程度。要知道，饥饿感是会给人带来许许多多负面情绪的，为了消除饥饿感，人们经常会不择手段，大人都是如此，更何况是孩子呢？

由此可知，给孩子吃零食是没错的，甚至是必要的，家长需要做的是——提供健康的零食。适合孩子吃的健康零食，应该具备以下几个特点：

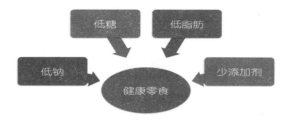

图3-1 健康零食的特点

一是低钠。

钠，是食品中比较常见的一种元素，毕竟食盐就是氯化钠，大部分食品中都会添加食盐。由于儿童的肾脏还处在发育阶段，所以如果吃进了过多的钠之后，他们无法将多余的钠及时排出体外，这会导致一系列的健康问题。首先，食品含有太多的钠，就会导致口腔唾液分泌减少，溶菌酶也会相应地减少，进而导致口腔内的细菌繁殖得不到抑制，造成上呼吸道感染；其次，会影响孩子吸收锌元素，导致孩子缺锌；再次，钠超标会导致儿童患高血压、肥胖病的风险加剧；最后，过多的摄入钠，会加重肾脏的负担，严重的话，可能会引起肾衰竭。

很多家长在购买零食的时候，认为只要是专门给儿童吃的零食，就不会存在风险。不是这样的，很多儿童零食中的钠含量其实是超标的。有研究机构做过一个实验，他们在市场上购买到了10款打着儿童食品的名号销售的小零食，结果发现，10款食品中，只有两款的钠含量符合标准，其他都存在着钠超标的现象。

1岁以下的孩子，母乳和奶粉就已经能够提供足够的钠了，不需要额外补充。6岁以前的孩子，每天摄入的钠不能超过两克。但是在目前的零食市场上，很多食品每一百克的钠含量就远远超过了两克，这样的食品，千万不要给孩子

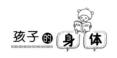

吃。有的家长说了："孩子吃的东西我都尝过了，不咸啊，那就证明这类食品的钠含量很小吧。"这是不对的，很多含钠的食品不见得是咸的，最典型的例子就是可乐，可乐的钠含量在2%到3%之间，但是我们会觉得可乐是咸的吗？由此可见，钠含量的多少，决不能用咸不咸来判断。

为了控制孩子的钠摄入量，家长买零食的时候，一定要看清楚营养表。现在，正规品牌的食品都会如实的标注营养成分，如果钠含量过高，超过了孩子的身体所需，那么就要小心购买。

二是低糖。

很多人都知道糖摄入量太多，对孩子的身体没有好处，所以在购买零食的时候，会尽量购买低糖食品。但是糖这个东西，有很多"马甲"，有些食品看起来没糖，但其实含量一点都不少。假如我们在配料表中看到麦芽糖、半乳糖、乳糖、果葡糖浆、浓缩果汁、葡萄糖、蜂蜜等辅料的话，不要被他们的名字所迷惑，这些东西都属于糖，要小心购买。

三是低脂肪。

和糖一样，脂肪的"马甲"更多，而且更不容易被识别。当我们在配料表中看到：植物奶油、植物黄油、人造奶油、人造黄油、起酥油、植脂末、植物奶精、代可可脂、氢化植物油等配料，不要怀疑，它们都属于脂肪的一种，而且其中大多数是对人体很有害处的反式脂肪酸，尽量要让宝宝远离这些东西。

四是少添加剂。

食品添加剂是今天的人们难以避开的一种物质，大部分添加剂只要适量使用，其实问题不大。但是我们是给孩子选择零食，所以添加剂自然是越少越好。在选择儿童零食的时候，我们尽量选择配料表显得"简单、直接"的食品为好，那些配料表中成分众多、篇幅过长的儿童零食，最好还是要慎重购买。一般来讲，配料表中比较常见的添加剂有以下几类：

甜味剂，包括阿斯巴甜、安赛蜜、糖精钠、糖精、甜蜜素等。

着色剂，包括日落黄、胭脂红、亮蓝、柠檬黄、诱惑红等。

防腐剂，包括苯甲酸、山梨酸、亚硫酸等。

增稠剂，包括阿拉伯胶、卡拉胶、果胶、琼胶、明胶等。

除了添加剂之外，给孩子选购零食的时候，还应该避开几个类型的食品。

首先是油炸食品，油炸食品属于高脂肪零食，这一点是显而易见的。除此之外，油炸食品还可能存在一些有毒有害的物质，因为很多食材在经过高温油炸之后，会产生有毒物质。

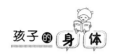

其次是膨化食品，孩子最喜欢吃膨化食品，因为他们比较容易咀嚼，而且风味还不错。但是膨化食品大多数存在着脂肪、钠超标的问题，此外膨化食品的添加剂大都比较多，谷氨酸钠、膨松剂等各种添加剂的含量都不小。

再次是腌制、熏制的食物，这类食品的钠含量是非常惊人的，而且在制作的时候，特别容易滋生细菌，所以孩子要远离这些食品。

最后是果脯蜜饯类食物。这类食物非常甜，孩子吃了很上瘾，而且他们是用水果制成的，看起来很有营养。但实际上，这些食物在制作的过程中，大部分营养都流失掉了，只剩下了大量的糖分和盐分，所以不要给孩子吃这些东西，有害无益。

以上是"坏零食"的一些基本特点，家长可以给孩子吃零食，但是一定要远离"坏零食"。此外，在给孩子吃零食的时候，家长还应该教会孩子有原则的吃零食。

首先是分量要有原则。其实，平时给孩子吃一些冰激凌之类的东西，也没有关系，但是分量是关键，不能因为喜欢吃就没有节制地吃，即便我们的冰激凌很简单、很高级，也不能任由孩子想吃多少吃多少。通过控制零食的食用量，可以帮助孩子树立"节制意识"，提高他们的自控力。

其次是偶尔满足的原则。我们之前说高糖、高油的东西，尽量要给孩子少吃。可是这类东西它就是好吃，孩子就是想吃，难道我们要控制孩子完全不吃这些东西吗？其实也没有必要，我们可以过一段时间就给孩子吃一点他们想吃但不是很健康的食物，例如很甜很甜的巧克力，很美味的薯片等。在给他们吃这些东西的时候，我们可以同时给他们科普一下关于零食的健康知识，不要小看孩子的学习能力，如果你科普的方法得当，他们很快就能够知道这些食物虽然好吃，但是不能贪嘴，并形成自我约束力。

有人说，没有零食的童年是不快乐的。确实如此，孩子需要零食，甚至有时候需要一些"不健康"的零食。家长在零食这件事情上，决不能搞一刀切，搞极端主义。适度、适量、适时地给孩子吃零食，才是最正确的选择。

02/ 必须遏制的儿童饮食"富营养化"

当代儿童，营养不良的状况已经比较少见了。但是正所谓物极必反，"营养过剩"的现象开始变得多了起来。

大多数情况下，儿童营养过剩指的是淀粉、糖、脂肪摄入量超标，造成的儿童肥胖问题。对于这一问题，大多数家长其实都有所了解，大家都知道，不能给孩子吃太多糖和脂肪，也晓得要控制孩子的体重。但是，可能很多家长没有意识到，除了上述提到的"热量型营养过剩"之外，孩子们也

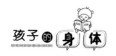

可能存在着其他营养素的过剩现象，例如钙过剩、蛋白质过剩等。

这类营养过剩，有两个特点：第一，很难被及时察觉；第二，容易造成更加严重的后果。所以，家长最好在平时给儿童配餐的时候就引起重视，从根本上杜绝此类营养过剩。

首先是钙过剩。

孩子的骨骼在不断地生长，因此需要大量的钙质。有些家长害怕孩子缺钙，便想方设法为孩子补钙。但正所谓"物极必反"，如果儿童摄入了超量的钙，会带来许多负面的作用。

钙是自然界排名第五多的一种元素，所以在我们的食物中，其实含有大量的钙。如果吃的钙本来就够多了，还要继续给孩子补钙，造成钙超量，就会严重影响铁、锌、镁、磷等其他营养元素的吸收，同时也会增加结石病和高血钙症的发病率。此外，儿童补钙太多，还会造成低血压，引起一系列的身体疾病。

补钙超量是有症状的，如果家长发现孩子水肿汗多、食欲不振、恶心想吐、严重便秘，那么可能就是补钙太多了，一定要去医院做检查。

当然，钙作为一种重要的营养，多了不行少了更不行。如果发现孩子在发育阶段，出现了严重的关节肌肉痛，十有八九是缺钙，一定要补钙。

其次是铁过剩。

有些家长给孩子长期服用补铁的药物，结果造成了铁超标。

孩子铁超标，可以会引起一种疾病——血色病。

此时，孩子会出现食欲不佳、上腹疼痛、无精打采的症状。锌过多还会抑止铁的消化吸收运用，造成血液和肝部含有铁量的降低，时间一长就会导致少年儿童贫血。

最后是维生素C过多。

维生素C是水溶性维生素，通常觉得过多可从尿中排除，事实上超量的维生素C也有很多坏处，关键易产生肾结石，可让钙磷从骨内移除，也有拉肚子、肚子痛等症状。

03/ 那些不正确但常见的饮食观

家长不仅有必要给孩子提供正确饮食，也有责任帮助孩子树立正确的饮食观和饮食习惯，这有助于塑造孩子的饮食行为和对食物的正确认识。

树立正确的饮食观，家长首先要做好五件事：

一是让孩子从小就参与到食材的采购和烹饪中，如此一来，孩子就会对各种食材产生兴趣，能够有效地防止孩子挑食，同时也能够给孩子普及一些相关的知识。

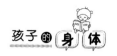

　　二是不要把成人世界里"减肥""节食"的那一套理论搬到孩子身上，更不要给孩子灌输类似的理念。孩子需要的是健康饮食，而不是"功能性饮食"。

　　三是不要把某些食物"妖魔化"，也没有必要在吃的问题上太过于小心翼翼，偶尔不健康一次，其实也没有关系。

　　四是当孩子不喜欢吃某种食物的时候，不必紧张，更不要强迫。

　　五是不要把自己的某些饮食观念强加给孩子，比如有些人是素食主义者，于是他们天天向孩子灌输吃素好、吃肉不好的观念，这无疑是错误的。家长要把食物的选择权交还给孩子。

　　在实际的生活中，我们经常会看到一些由于家长没有帮助孩子树立正确的饮食观念，造成的负面结果。例如，某位女士，是一位"减肥爱好者"，她本身并不算胖，但是为了控制体重，对于食物的选择非常仔细。平日里，她也会把自己的一些"先进经验"传授给孩子。等到孩子10岁左右的时候，女士发现：孩子对于很多食物有了抗拒心理。开始，她还觉得这是好事儿，自己帮助孩子树立了正确的饮食观。但是随着孩子抗拒的食物类型越来越多，她才意识到出问题了，带着孩子去医院一检查，医生告诉他，孩子患上了儿童厌食症。

　　孩子的认知水平还处在发展阶段，作为父母，最应该做的事情是锻炼他们的认知水平，而不是直接把一些结论性的东西灌输给他们，那样的话，如果你的结论带有很强的指向性，就会引导孩子作出一些"极端化"的选择。在吃这件事情上更是如此，家长如果总是告诉孩子：糖不能吃，很危险；脂肪不能吃，要发胖；罐头不能吃，没营养……到最后，孩子们就会总结归纳为"这也不能吃、那也不能吃"，他们会因此对吃这件事情产生抗拒，进而形成厌食症。

所以，家长帮助孩子树立正确饮食观念的最好方法，并不是"语言教育"，而是自身实践。我们选择吃健康的食物，并且把他们当成我们的朋友，远离不健康的食物，让这些食物尽量少的出现在家庭食谱中，孩子自然会看在眼里、记在心里，逐渐产生正确的饮食观。

相反，如果我们不想让孩子吃某种食物，就刻意地夸大这种食物的危害性。比如，有些家长不喜欢孩子喝可乐，他们一边自己管不住嘴，在家里大喝特喝，一边又告诉孩子："可乐是个坏东西，小孩子喝了之后，骨头会变成脆的，很可怕。"如此一来，就会造成孩子的"认知偏差"，要么他们对家长失去信任，要么对某种特定的食品形成刻板偏见，一看到别人喝可乐，就跑过去说："不要喝、不要喝，喝了骨头变脆。"如此行为显然是不得体的。这其实都是不正确的饮食观惹的祸。

而且，可能有多人没有意识到，家长在传递某种饮食

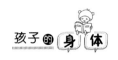

观的时候，其实也是在传递一种价值观。例如，家长总是强调哪些食品吃了容易发胖，不好；哪些食品吃了可以让人变瘦，好！那么在孩子的内心中，就会对胖这件事情产生厌恶情绪，并且认为瘦就是美的、是好的。这种观念在孩子的脑海中一旦形成，往往是根深蒂固的，他们长大之后，可能会对胖人产生莫名其妙的厌恶情绪，自身就会过度地追求"瘦"。很显然，这种刻板偏见会给孩子带来一些麻烦。

再如，有些家长奉行素食主义，这是他自己的选择，无可厚非。但是如果给孩子灌输类似于："吃肉是一种很残忍的行为""吃素是积德行善、吃肉是作恶"之类的观念，是非常欠妥的。因为这不仅可能会造成孩子营养不良，也会直接影响孩子的世界观，以及对其他人的看法、对善恶的看法。所以，在吃这件事情上，我们要单纯一点，多教孩子一些营养学方面的知识，少搞一些"价值观的输出"。孩子到底要不要成为一个素食主义者、轻食主义者，等他们成年之后让他们去做选择不好吗？

帮助孩子树立正确的饮食观念，其实有一个非常简便的途径——尽量全家人一起吃饭。一般来讲，孩子3岁左右，就可以和全家人一起吃饭了。研究表明，那些经常全家一起吃饭的家庭，他们的饮食质量会更高，食物更有多样性，家庭成员吃快餐、喝碳水饮料的概率更低。这本身就为孩子健康饮食提供了良好的环境。

在吃饭这个问题上，家长不要给孩子太多压力。有句话说关心则乱，为了给孩子提供健康饮食，有时候我们的家长显得"过分敏感、压力巨大"，这种压力会传导到孩子的身上。例如，孩子偶尔吃了一些所谓不健康的食物，家长便如临大敌，反复盘问："你从哪拿的？谁给你的？吃了多少？"在不断地追问之下，孩子会感觉"吃东西"是一件格外有压力的事情，因而对吃产生一些负面认识。而且，通过观察我们发现，家长越是不希望孩子吃某一类食品，他对这类食品的兴趣反而更浓厚，所以生活中我们经常可以发现这样的现象——家长不许孩子吃麦当劳，结果孩子心心念念全是麦当劳，一旦抓住机会，就会暴饮暴食，反而更不好了。任何生活中常见的食物，一次两次其实都没有什么关系，家长大可不必过于紧张。

再如，有时候孩子食欲不振，吃的量小了一些。家长便很担心，千方百计地让孩子多吃一点。毫无疑问，类似的情况会给孩子带来不小的压力，让他们觉得"吃饭"这件事情成了一个任务、一种折磨，反而会变得越来越不喜欢吃饭。

快乐和健康是同等重要的事情，而且大部分情况下，只有快乐的孩子才能更健康，所以，家长在吃这个问题上，应该尽量少给孩子"添堵"。

那么，家长什么时候应该担心孩子的吃饭问题呢？一般来讲，如果孩子出现了以下几种情况，那么家长就应该考虑

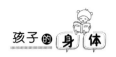

孩子的饮食结构是不是存在问题，他们的饮食观念是不是跑偏了。

首先，当孩子对身材有了极端认识之后，家长要格外关注。例如，有些女孩子正在长身体的时候，因为受到了媒体的影响，开始追求极瘦身材，这时候家长就应该关注他们的健康问题了。

其次，当孩子连续三天出现食欲不振的情况，家长应该加以关注。

再次，当孩子对其他人的饮食习惯进行负面评论的时候，家长应该引起关注。例如，孩子说："小明居然连牛舌头都吃，他恶心死了。""小雷说他从来不吃香菜，这个人可真奇怪。"当孩子说出这样的话时，家长应该告诉他们，每个人都有自己的口味，喜欢吃什么、不喜欢吃什么，都是可以的，不要去评价他人的饮食习惯。我们这样做的目的：一来是要培养孩子包容的性格；二来也可以纠正孩子对于某些食物或饮食习惯的偏见。

最后，当家长发现孩子偷吃食物时，要引起关注。孩子偷吃食物，家长先不要责怪孩子，在这件事情中，最应该反思的其实应该是家长。孩子偷吃，大部分情况下都是因为家长对孩子管得太紧了，让他们对某一种食物产生了"执念"，此时，家长应该考虑是否应该放宽一点对孩子的饮食监管了。

提供健康饮食不难，难的是给孩子树立正确的饮食观，健康的食材是有保质期的，而健康的饮食观念，能够让孩子受益终身。所以，家长应该站在一个更高的高度上，去看待"吃的问题"。

04/ "数说"儿童饮食

听得多不如做得好，懂得多不如实践到位。如何能在实践中熟练掌握孩子的健康饮食结构？我们可以通过记住一些"饮食数字"，来指导我们的实践。

第一个数字是3∶4∶3，这是孩子三餐的比例数字。

有句话广为流传，说"好的饮食结构就是——早餐吃得像皇帝，午餐吃得像平民，晚餐吃得像乞丐"。很多家长记住了这句话，于是每天早上逼着孩子捡有营养的食物多吃。但事实上，早餐吃得像皇帝，指的是食物的质量，而不是数量。

从数量上讲的话，早餐的食量不必太多，因为孩子刚刚睡醒，食欲比较一般，而且他的消化系统此时还没有准备好"大吃一顿"，所以，早餐吃的数量只要占到三餐的30%就足够了，没有必要大早上起来就吃得太多。不过，虽然不建议多吃，但早餐的营养一定要跟上。碳水化合物类的食物如

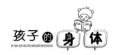

稀饭、面包、煎饼之类，不能少，但量也不要太大，鸡蛋和牛奶最少要二选其一。

到了午餐的时候，可以让孩子适当多吃一点。因为经过了一上午的消耗，孩子也比较饿了，而且也要为下午储备能量，所以午餐应该占据三餐40%的量。

晚餐确实应该少吃，因为晚餐过后活动比较少，消耗低，如果吃得太多容易造成能量积累。但是一般孩子到了晚上的时候，是食欲最旺盛的时候，如果任由他们自己"发挥"的话，很可能会饮食过量，所以家长要对晚餐的量进行适当的控制，避免孩子晚饭经常吃得太饱，影响睡眠，导致肥胖。

第二个数字是2：2：1，这是鱼、肉、蛋的比例。

当孩子开始上学之后，他的食量其实比成年人少不了多少。根本中国营养学会的建议，成年人每人每天应摄入125—225克的鱼、肉、蛋食物，而鱼肉蛋的比例应该是2：2：1。鱼作为一种优质的蛋白质来源，其实可以多给孩子吃一点。给孩子吃的肉，应该以白肉为主（鸡肉、鱼肉等），少吃红肉（猪肉、羊肉等）。

第三个数字是1：4，这是荤素搭配的比例。

现在很多人认为吃素健康，所以在给孩子提供饮食搭配的时候，素食比较多。但实际上，孩子可能比大人更需要荤菜。首先，荤菜能够给孩子补血，预防小儿贫血；其次，荤菜的某些营养素更容易被孩子吸收。一般认为，素食好消化，荤的难消化，但实际上，荤菜中的某些微量元素，要比素菜更容易被孩子吸收。例如对孩子的成长非常重要的锌元素，肉类中的锌元素吸收率可以达到50%，而蔬菜中的锌元素只有10%到20%的吸收率。

所以，强烈不建议只给孩子提供素食，每餐荤素的比例应该达到1：3，这样才是最健康的。我们做饭的时候，可以做一个荤菜，三个素菜，如此一来，就可以基本实现合理的荤素搭配比例。

第四个数字是1：3，这是粗粮和细粮的比例。

粗细搭配是很多家庭都比较容易忽视的一个儿童饮食原则。有些家庭完全不吃粗粮，有的家庭则粗粮太多。事实上，最合理的粗细搭配应该是1：3，一份粗粮搭配三分细粮。如果粗粮太多的话，孩子不容易消化；如果全部都是细粮的话，又容易造成膳食纤维素的短缺，引起儿童肥胖。另外，家长还要注意的是，很多食材可以当蔬菜吃，但是在计算营养摄入的时候，应该把它们归结到主粮的行列中，最典型的就是土豆、山药、红薯、豆类、莲藕，这类食品的淀粉含量都比较高，如果吃了这些东西之后，再吃进比较多的主粮，就会造成热量超标。

第五个数字是2：1，这是蔬菜和水果的比例。

吃蔬菜和水果，主要是为了补充维生素。在儿童发育

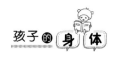

的阶段，各类维生素都是必不可少的营养物质。水果中的维生素含量比较丰富，但与此同时，它们的含糖量也普遍比较高，所以，不适合把水果当成最重要的维生素来源。蔬菜也含有大量的维生素，同时它们的含糖量一般比较少，所以家长应该把水果和蔬菜的比例控制在1：2左右。

7：00，10：30，12：30，15：30，18：30，21：00，这是孩子每天正餐和加餐的时间节点。

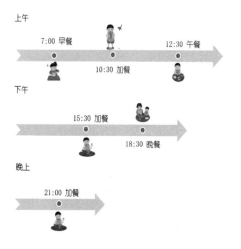

图3-2 孩子正餐与加餐的最佳时间点

孩子的早饭最好是7点钟吃，此时孩子的消化系统已经开始工作了，所以能够有效地消化吸收营养物质。

早餐吃得太早，孩子的肠胃还没有"苏醒"，会造成消化困难、食欲不振；早餐吃得太晚，又会造成孩子的消化系统"空转"，营养跟不上身体的消耗，对健康不利。

10点30分，可以给孩子加餐。

这个时间段是人体新陈代谢最快的时间段之一，孩子很可能会在此时感到饥饿，所以要给他们加餐。尤其是处在学习阶段的学生，如果他们在上午的时候感觉自己很饿，就会影响学习效率。家长可以给孩子准备一些牛奶、水果、坚果，让他们在感觉到饿的时候吃下去。

午餐可以在12点30分吃。

此时，经过了一个上午的消耗，孩子一般比较饿了，所以要及时给孩子提供午餐。午餐是孩子吃得最多的一顿饭，所以在给孩子准备午餐的时候，一是要保证食品的多样性，二是不能过油、过咸、过多碳水，以上这些食物，会造成孩子在下午的时候精力下降，对于他们的学习、生活都是很不利的。

另外，由于午餐时间比较紧张，许多孩子习惯狼吞虎咽，这也是需要家长帮助他们克服的一个饮食习惯。孩子的消化系统比较弱，不经过充分咀嚼的话，会加重消化系统的负担，久而久之可能引起肠胃疾病，所以父母要引导孩子在吃饭的时候细嚼慢咽。

下午3点30分左右，孩子们血液的糖分可能会降低。一旦血糖过低，会造成思维迟缓、情绪低落。所以，这个时候应该给孩子补充一些糖分，吃上一小块巧克力，或者饼干、

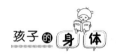

面包、酸奶，都是比较好的选择。

晚餐应该安排在18点30左右。如果晚餐吃的太晚，孩子就没有充分地消化时间，容易造成积食。而且如果胃里有大量食物没有消化完就睡觉的话，也会影响睡眠质量，加重肠道负担，诱发肥胖。

如果孩子晚上感觉饿了的话，可以在21点给孩子吃一点加餐。注意量要小、食物要清淡，否则还是容易造成积食。

以上，就是一些关于儿童饮食的"数说"，家长应该把这些简单的数字牢牢地记在心里，以此来指导自己的儿童饮食实践，通过科学、有效的方式，为孩子提供合理膳食。

05/ "喂养"大脑

大脑占人体质量的2%，但是却消耗了人体20%的糖分，是不折不扣的"能量消耗大户"。据说，在一些脑力比赛中，例如国际象棋，参赛选手虽然只是坐着对弈，但是一盘棋下来却需要消耗多达6000卡路里的能量。另外，有报道称，一位日本围棋选手在连续下棋3个小时之后，体重减轻了3千克之多！由此可见，大脑确实是一个需要消耗极大能量的器官。

　　而且，在人的童年时期，大脑对于能量的需求更加贪婪，一个五六岁的孩子，他的大脑所消耗的能量，可以占到全身消耗能量的50%以上，消耗能量的总量，是成年人的三倍以上。换句话说就是，孩子吃进去的大部分食物，其实都是为了给大脑提供能量的。另外，大脑对于能量的需求是持续性的，我们大脑从来不会休息，即便是孩子睡着了，他的大脑中也需要能量来维持细胞间的信号传递，所以人体在给大脑供应营养的时候，必须是持续不断的，源源不绝的。

　　那么，家长可能会非常关心一件事情：孩子大脑在持续运转的过程中，需要哪些营养素作为"动力源泉"呢？简单来说，大脑最需要四种必备营养素：

　　第一是缓释碳水化合物。

　　我们之前说，大脑在运转过程中，需要消耗大量的糖分，而碳水化合物，正是糖类的总称。

　　碳水化合物就相当于维持大脑运转的"汽油"，是不可替代的"脑能源"。如果人的碳水化合物摄入量不足，那么血糖含量就会下降，此时，脑组织可能会因为缺乏能源而导致脑细胞受损，并出现头晕、心悸、出冷汗、昏迷等症状。相反，当我们血液中的糖分太多的时候，大脑会进入过度的兴奋状态，对于孩子的大脑发育也是不利的。因此，为了孩子的大脑健康，我们需要通过合理的饮食，来保证孩子的血

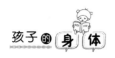

糖处于一个比较稳定的状态中。为了实现这一目的，我们就要尽量给孩子多吃一些"缓释碳水化合物"。

所谓的缓释碳水化合物，就是指：它在进入人体之后，会缓慢地、持续地释放出碳水化合物。而不是吃下去之后就立刻释放出大量碳水化合物，导致血糖急剧升高；过了很短的时间之后，食物中的碳水化合物又全部都释放完了，此时血糖会迅速下降，又出现了血糖过低的现象。

人们平时大量食用的精米、精制面粉，就属于后者。这类东西太好消化了，所以在吃下去之后的15分钟之内，就会释放出大量的碳水化合物，血糖会急速升高。当孩子的血糖升高之后，他的身体为了控制血糖，就会主动将血液中的糖分转化成脂肪。于是，孩子又变胖了一点点。等到两个小时之后，孩子的血糖会逐渐降下来，但是由于吃进去的白面大米都被消化完了，所以血液中的血糖含量会一降再降，很有可能导致血糖太低，无法满足大脑需求的结果。

而缓释碳水化合物，比如山药、豆类、红薯和燕麦，这类东西孩子吃下去之后，消化得比较慢。一开始，他们不会马上释放出的大量的碳水化合物，导致孩子的血糖过高；过了一段时间之后，他们还没有彻底消化完，所以可以持续地供应碳水化合物，从而保证了孩子的血糖可以始终处在一个比较平稳的状态中，源源不断地为大脑供应适量的营养，既不会因为"供应过量"导致大脑过度兴奋，也不会因为"供应不足"而导致大脑缺乏营养。

所以，家长在给孩子提供饮食的时候，千万不要总是精米、白面，一定要给孩子多吃一些粗粮。当然，孩子吃粗粮不能太早，最好是在两岁以后再有计划地给他们定制"粗粮餐"。

大脑亟须的第二种营养物质是抗氧化物。

大脑在运行的过程中，会发生一些氧化反应，并产生自由基。自由基对大脑的危害比较大，他们会干扰脑细胞的正常工作，影响孩子们的记忆力和智力。为了避免大脑中堆积太多的自由基，家长应该给孩子们吃一些富含抗氧化物的食物。例如蓝莓、草莓、西兰花、胡萝卜、大蒜、葡萄、菠菜、大豆等。

大脑亟须的第三种食物是蛋白质。

蛋白质是大脑重要的组成部分，大脑中的蛋白质含量达到了35%左右。当我们的大脑进行学习、记忆、语言、思考等活动时，都需要蛋白质的参与。而且，大脑细胞的代谢也需要蛋白质作为物质基础。所以，想要让孩子的大脑健康发育，绝对不能少了蛋白质的帮助。

大脑中的蛋白质有许许多多的种类，不过所有的蛋白质都是由20种氨基酸组成的。这20种氨基酸又可以分为两大类：一类是必需氨基酸，一类是非必需氨基酸。必需氨基酸

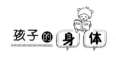

指的是必须要通过饮食来补充的氨基酸，而非必需氨基酸则是指人体可以自我合成的氨基酸。所以，在孩子的饮食过程中，我们只需要考虑为他们补充足够的必需氨基酸，就可以保证大脑中的蛋白质正常合成了。

对于成年人来讲，必需氨基酸一共有八种：赖氨酸、色氨酸、苯丙氨酸、甲硫氨酸、苏氨酸、异亮氨酸、亮氨酸、缬氨酸。而对于孩子来讲，除了这八种必需氨基酸之外，他们还需要一种叫"组氨酸"的氨基酸，这是因为，成年人可以在身体内合成足量的组氨酸，孩子们的身体却不具备这一能力。所以，家长需要在饮食中格外重视为孩子补充九种氨基酸。至于哪些食物中含有这些氨基酸，家长只需要记住三个字就可以了——肉、蛋、奶，在这三类食物中，含有大量的、种类丰富的氨基酸，通过补充这些氨基酸，就可以保证身体内蛋白质的正常合成了。

大脑亟须的第四种食物是乙酰胆碱。

乙酰胆碱在大脑中的作用，就相当于现实生活中的邮递员，它可以帮我们传递信息。如果大脑缺乏乙酰胆碱，那么大脑各部分之间的"沟通"就会产生问题，具体的表现就是注意力和记忆力下降。为了给孩子提供足够的乙酰胆碱，父母可以给孩子多吃一些动物脑及肝脏、甘蓝、绿叶蔬菜、麦芽和蛋类等，帮助他们补充乙酰胆碱。

以上是大脑喜欢的四种食物。既然大脑有喜欢的食物，自然也有它不喜欢的食物，家长在给孩子配制食谱的时候，要尽量避免那些大脑不喜欢，甚至可能会损害孩子大脑的食物。

第一种大脑不喜欢的食物是含铅的食物。

铅作为一种微量元素，进入身体之后，没有任何作用。但是它偏偏是个"自来熟"，喜欢依附在内脏、大脑上。如果大脑中的铅含量太高，就会造成铅中毒，给大脑造成不可逆的损害，严重影响孩子的智力。铅会悄悄地潜伏在很多食物以及孩子平常接触到的物品上，比如那种用老式爆米花炉子制作出来的爆米花，铅含量往往明显超标，孩子们喜欢吃爆米花，却不小心给自己造成了伤害。再比如一些用金属盒包装的罐头，如果金属中含有大量的铅，它们就会悄悄地进入食物中，给孩子造成伤害。

除了食物之外，一些含铅的物品也要特别注意。比如妈妈用的化妆品，尤其是有迅速美白功效的化妆品，可能就会有一定的铅含量，当孩子与妈妈亲密接触的时候，这些铅可能会进入到孩子的体内。再如一些劣质的玩具、文具，它们的铅含量可能是超标的，也会对孩子造成影响。

为了保护孩子的大脑，家长要特别注意，让孩子远离含铅食物及物品。要知道，铅这种东西进入到人体之后，很难被排出体外，所以它会在身体里一点点地积累起来，到达一定量之后，负面的作用就会显现出来。所以对于铅这个东

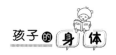

西，一定要防微杜渐，不能掉以轻心。

第二种大脑不喜欢的食物是含铝食物。

世界卫生组织提出，人体每天摄入的铝不能超过60毫克。这么说吧，如果你不小心带孩子到了一家不太讲究的早点摊吃油条，由于不法商在油条里面加入了明矾，所以只要孩子吃了一根油条，可能就会摄入超量的铝。铝会损伤孩子的神经系统，影响孩子的智力发育。

除了不吃含铝食物、不用铝锅、铝壶给孩子做饭、烧水之外，在使用药物的时候，家长也要特别注意，因为有些药物中是含有铝元素的，如果大量使用这类药物，也可能会对孩子造成伤害。

第三种大脑不喜欢的食物叫过氧脂质。

过氧脂质有两种产生的途径：一是高温煎炸的时候，食物容易产生过氧脂质；二是长时间暴露在阳光下的油腻食物，会产生过氧脂质。前者包括大多数油炸食品，后者包括熏鱼、烧鸭、烧鹅、鱼干、腌肉等。长期使用过氧脂质超标的食物，不仅会对大脑造成伤害，而且会对身体的酶系统造成破坏，还会促使人早衰。

第四种大脑不喜欢的食物是过量的盐。

盐是一种不可或缺的调味品，很多食物里都不能没有盐。但是盐如果过量的话，会造成动脉血管损伤，造成脑组织供血不足，导致智力下降。孩子每天吃盐不应该超过4

克，所以家长千万要注意，别给孩子吃过咸的食物。

　　以上是大脑的"四爱四怕"，希望家长在为孩子制定食谱时，要将它牢记在心，保护孩子的大脑，促进孩子的智力成长。

第四章
青春期与性教育
——没有过早、只怕太迟

中国人生性含蓄，受程朱理学的影响，都有点谈性色变。所以，在很长一段时间内，我们都缺乏关于"性"的教育，也未曾在这一领域积累到丰富的经验。今天，年轻的家长们拥有更开放、更科学的育儿理念，他们不再避讳性教育，如何正确地给孩子进行性教育，或许是他们最需要上的一课。

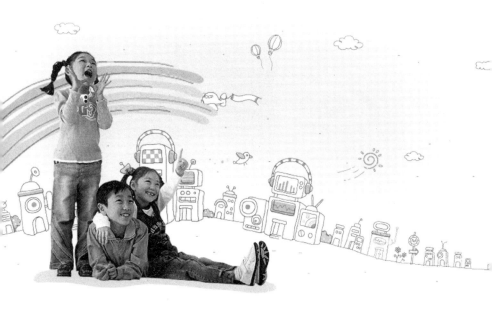

儿童身心 探秘

约翰·曼尼性别实验
——性别与人生紧密相连

1965年8月22日，一个加拿大家庭里，诞生了一对双胞胎。喜得贵子，还是两子，一家人当然很高兴，他们给两个男孩起名为布鲁斯和布莱恩。

但是愉快的心情没有持续太久，6个月之后，家人发现，两个孩子都有严重的包茎问题，造成了他们排尿困难。这本不是什么大事，只要进行一个比较简单的包皮切割手术就可以解决问题。但是，在手术的过程中，发生了可怕的医疗事故——布鲁斯的生殖器被用来封闭血管的电灼针给烧掉了。

幼小的孩子遭此大难，他们的父母伤心欲绝，以当时的

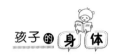
医疗技术来讲，这种创伤是不可能被修复的，所以孩子的父母只能接受这个悲惨的事实。

对于这个家庭而言，他们不仅要面对眼下的伤痛，还要考虑将来如何向孩子解释"他为什么和其他男孩不一样"，想到未来可能发生的事情，父母心都要碎了。

这个时候，一个叫约翰·曼尼的人出现了，他是以救世主的身份出现的，但最终却成了毁灭布鲁斯的恶魔。

约翰·曼尼，哈佛心理学博士，专门研究性心理。当时，他是一位有名的科学家，在电视上经常可以看到他的身影。约翰·曼尼是"性别中立理论"的支持者，他认为，对于刚出生不久的儿童来讲，是没有性别概念的，所谓的性别差异，来自后天环境的影响和社会的教育。

当他得知有一个小男孩被烧伤了阴茎之后，马上就想道："这岂不是一个证明性别中立理论的最好样本吗？"于是，他找到布鲁斯的父母，希望可以说服他们"把布鲁斯当女孩养"。当时，布鲁斯的父母正处在巨大的悲伤和绝望之中，所以，当约翰·曼尼提出了这个方案之后，他们抱着病急乱投医的态度同意了，毕竟，对于最著名的心理学家，不相信他还能相信谁呢？

得到布鲁斯父母的同意之后，约翰·曼尼给布鲁斯做了变性手术，当时布鲁斯22个月大。

手术完成之后，布鲁斯换了一个女性的名字——布兰达。约翰·曼尼告诉布兰达身边的人："不要把他的真实性别告诉他，这样才能重塑她的性别认知。"

从此之后，布兰达和他的兄弟就成了约翰·曼尼的观察对象。他们两个人有着相同的基因，相同的家庭环境，甚至曾经有过相同的性别。如果布兰达长大之后，能够接受自己的女性身份，那就能够强有力说明性别中立理论是正确的。

在布兰达小的时候，约翰·曼尼的理论看起来是正确的。在父母的教育之下，布兰达确实有了许多女性化的特点，例如：相较于自己的兄弟，他更加喜欢干净，性格也更加温柔一点。

为了强化布兰达"我是个女性"的观念，约翰·曼尼每隔一段时间就会再次出现，他不断地灌输给布兰达"女性观念"，希望她能够接受自己的身份。此外，他还会给布兰达服用一些雌性激素，所以在布兰达12岁的时候，她长出了乳房，看起来和其他女性没有区别。

等到布兰达9岁的时候，约翰·曼尼迫不及待地对外宣布："性别中立理论是完全正确的，我已经掌握了充分的证据"。他将布兰达的案例写成了论文，公开发表。许多看过论文的人都觉得约翰·曼尼确实是正确的。

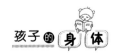

但事实并非如此，一直以来，布兰达对于自己的性别认知都存在着严重的障碍。由于他很难在生活中找到自己的位置，所以情绪常年极度低落，甚至一度产生了自杀倾向。

稍微长大点之后，布兰达的男性特点越来越明显，他阳刚且叛逆，喜欢做男孩子们的游戏，习惯于用武力解决问题。在学校里，他一直是一个问题学生，多次留级。更令人心酸的是，他没有朋友——布兰达不喜欢和女生玩，但是男生群体又不愿意接纳他，这让他的处境变得非常尴尬。

13岁那年，布兰达的父母发现自己的孩子处在崩溃的边缘，于是他们断绝了和约翰·曼尼的来往，并且把事情的真相告诉了布兰达。

得知真相之后，布兰达先是一场愤怒，过了一段时间，他又感觉非常欣慰，因为那个萦绕在他心头的、关于自我性别定位的谜团，终于解开了。

布兰达决定做回男人，他给自己起了一个新名字——大卫。并开始定期接受睾固酮注射，切除掉了两个被雌性激素催生出来的乳房，还做了阴茎恢复手术。23岁那年，他结婚了，并且成为三个孩子的继父。

正当一切都看起来回归正轨了，意外却再次发生了，大卫的双胞胎兄弟在得知自己的"妹妹"原来是自己的弟弟之后，感到异常愤怒，因为从小到大，父母都对大卫格外关注，对自己显得有些冷落。原来，他认为这是因为妹妹是个女孩子，所以需要格外地保护。但是现在，他发现事情并不是这样，妹妹不是妹妹，而是和自己一样的男孩子。所以他觉得，现在的大卫、当年的布兰达夺走了父母全部的爱，自己受到了不公正的待遇，于是他的心理变得极度不平衡。由于布莱恩原本就有比较严重的忧郁症，所以在心理失衡之后，情绪彻底崩溃，2004年，他服用了过量抗抑郁药物，导致死亡。

兄弟的死给大卫的心理造成了又一次的打击，而且，当时他的生活很不顺利，学业没有完成，工作也很不顺利。他把自己的故事卖给了一家电影公司，但是钱却被另外一个商人骗走了，他的妻子也和他分居了。

以上种种，成了大卫生命中难以承受的痛，于是，他开车来到停车场，用一把猎枪结束了自己38岁的生命。

这场纵贯将近40年的悲剧，告诉了我们一个道理——性别这件事情，对于孩子来讲是一件关乎一生的大事，它是人生中的一个重要属性，如果孩子不能有正确的性别认知，他就很难找到自己的人生定位，作为家长，有必要让自己的孩子成为一个"知'性'"的人。

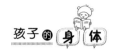

01/ 捡的、送的、天上掉的，就是没有生出来的？

性别认识，是孩子成长过程中重要的自我认识。

一般从两三岁的时候开始，孩子开始有了初步的性别认识——"我是男孩"或"我是女孩"，这是孩子们的一个巨大进步，这意味他开始加入一个社会群体中了，他们的想法、感受和行动都会因此受到影响。更重要的是，性别意识的萌发，与孩子们的"自我定位、自我认识"高度相关，他们开始在懵懵懂懂中思考："我要成为一个什么样的人？"

性别意识的产生，一方面是因为孩子的身体发育到了一个阶段；另一方面，也和他们成长的环境有很大的关系。

主张"社会学习理论"的心理学家认为，孩子是先有的性别行为，然后才有了性别意识。比如，在孩子的成长过程中，男孩子的家长可能会对他们说："你是小男子汉，不要哭，要坚强！"女孩子的家长可能会对孩子说："你是个女孩子，不许像邻居哥哥一样光膀子出去玩。"通过家长的教育，孩子会产生一些"符合自己性别的行为"，而这样的行为，则是他们产生性别意识的基础。

社会学习理论还认为，如果家长在教育中故意模糊掉孩子的性别，那么就会让孩子的性别意识产生一定的偏差。比如很多家长喜欢把女儿当成儿子养，于是女孩子就会表现出一些男孩子的性格特征；还有一些家长喜欢把男孩子打扮成女孩子，男孩子也会因此出现一些女性化的倾向。当然，孩子的性别意识并非全部都是家长灌输给他的，在生活中，他们也会观察和模仿别人的行为，3岁之后，他们开始有了比较强的"自我性别定位"，这个时期的孩子们，他们会逐渐向自己的性别"靠拢"，具体的表现是：即便是没有家长的引导，男孩子们也会主动凑成一堆儿，女孩子们则更倾向于找其他小女孩一起玩。

一旦孩子建立起了性别意识，他们就会认识到，性别具备永久性的特点，他们会知道，自己的性别不会因为自己的衣着、发行、行为而发生改变。这时候，性别意识就会反过来指导他们的行为——男孩子倾向于用男性的方式解决问题，女孩子遇事则体现出女性化的思维模式。一般来讲，当孩子到了6岁以后，他们就会建立起永久性的性别意识。

在孩子的成长过程中，家长可以留意一下——他们什么时候开始以性别自称？当男孩子指着自己说"我是个男宝宝"的时候，不仅意味着他们的词汇量增长了，也意味着他们开始明白"自己属于'男人'这个群体"。这或许是他们

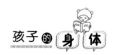

自我性别意识的第一次萌发。

心理学家通过大量的心理学实验得出，一般来讲，在孩子18个月到2岁之间，他们会开始使用性别自称。当然，这个时候的孩子对于性别的界限还很模糊，他们会觉得，短头发的就是男的，长头发的就是女的，当他们发现了一个长头发男孩或短头发女孩的时候，就会感觉非常迷茫。但是这种迷茫一般出现男孩子身上，女孩子对于性别的认知会比同龄男孩子更加"成熟"一些。至于这种现象背后的原因，目前心理学界还没有定论。

性别意识产生之后，男宝宝和女宝宝的差异就会越来越与明显。例如，在挑选玩具的时候，男宝宝更喜欢汽车、手枪之类的玩具；而女宝宝则更加喜欢布娃娃之类的玩偶。这一现象，也大多数发生在孩子2岁左右这段时间。由此可见，2岁这个时间段，是大多数孩子性别意识开始萌发的一个时间段，作为家长，从这个时候就要着手对孩子进行一些"性教育"了。

面对性别意识刚刚萌发的孩子，家长需要解决他们的三个问题：

第一个问题是"对异性身体的好奇心"；

第二个问题是"对自己身体的好奇心"；

第三个问题是"错误性别观念的负面影响"。

当孩子有了性别意识之后，他们对于异性身体的好奇心也随之产生了。所以，在育儿的过程中我们经常会遇到一些啼笑皆非的事情：小女孩好奇的"围观"男孩子撒尿；小男孩有时候会作出一些在大人看来非常"出格"的举动。遇到如此情况，家长当然要制止，但是也不要上纲上线，把孩子的相关行为定义为"性骚扰"。两三岁的孩子哪里懂什么性骚扰，不过是对异性的身体充满了不合时宜的好奇罢了。所以，家长此时应该给孩子灌输一些关于性别的隐私观念，告诉他们："碰触、观察别人身体上的隐私部分是不对的。"如果孩子问你什么是隐私部位，家长可以这样解释："凡事别人总是用衣服盖住的部位，都是隐私部位。"此外，家长也要告诉孩子："你自己的隐私部位，也要好好保护起来，不要露给别人看，更不许别人碰到。"通过这样简单的说教，帮助孩子树立初步的性别隐私观念。

孩子的性别意识萌发之后，他们对自己的身体也会充满好奇。尤其是男孩子，他们有时候会过分关注自己的性器官，经常"摆弄"它。这个时候，家长首先是不要大惊小怪，粗暴制止。其次，要告诉孩子，你的性器官是身体上比较脆弱的一个部门，如果你总是摆弄它，它可能会生病、感染，所以不要总是折腾它。

对于现在的家长来讲，当孩子的性别意识萌发之后，最令他们头疼的事情其实是"错误性别观念的负面影响"。比如，孩子的爷爷奶奶和姥姥姥爷，有时候会告诉孩子："你

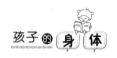

是从垃圾堆里捡来的""你是从天上掉下来的""你是菩萨娘娘送到咱们家的"……总之，对于很多观念还比较陈旧的老人而言，孩子怎么来都行，就不说他们是生出来的，这其实很容易造成孩子对性的认知产生偏差。

在多数时候，我们可能很难纠正老一辈人错误的教育方式，但家长可以利用孩子的好奇心，通过传播正确的性观念，来抵消错误观念的负面影响。

当孩子问我们："我是从哪里来的？"家长完全可以大大方方地告诉他们，孩子都是父母的精子与卵子结合之后孕育出来的，这没什么不好说出口的，也没什么值得遮遮掩掩的。当然，按照孩子们打破砂锅问到底的性格，他们可能会追问："父母的精子和卵子怎么就结合到了一起？"此时，如果我们没有合适措辞的话，不妨给孩子买一些图文并茂的性教育丛书，给孩子上一堂真正的性教育课。

总而言之，当孩子的性意识开始萌发之后，意味他们的自我意识也在迅速觉醒，此时，我们应该给孩子多一点坦诚，让他们早一点知道自己从何处来，未必是一件坏事。

02/ 微小青春期与性早熟

一般来讲，青春期是指孩子成长到十五六岁之后，所要经历的一个成长阶段。但实际上，在真正的青春期到来之前，孩子会经历一个"微小青春期"。这个青春期到来的时间，要比我们想象中更早。

心理学家认为，男性婴儿在6个月的时候，身体内的诸多性激素会迎来一个爆发性增长的时期；而女性婴儿则会在2岁左右进入到这个时期。专家们把孩子们的这一阶段，叫作"微小青春期"。

当孩子在母亲肚子里的时候，他的激素水平受到了母体的影响，普遍比较高。但是当他出生之后、剪短脐带的那一刻起，婴儿和母体之间的联系不存在了，他们的激素水平会迅速下降。

在男孩6个月、女孩2岁左右，孩子身体内开始迅速分泌出大量激素，达到近似青春期的分泌水平，但是这个时期不会维持很久，不久之后，他们的分泌水平会回归正常。人们将这个激素迅速分泌的时间段，称之为"微小青春期"。

在微小青春期到来之后，男孩的表现是：睾丸会长大一点，阴茎开始出现勃起现象，有些孩子脸上还会长出一些粉刺来。

女孩子的反应没有那么明显，她们体内的雌激素会加速分泌，达到0到50pg/ml之间，相当于成年女性正常雌激素分泌水平的下限。有一部分女孩子的雌激素会超量分泌，出现轻度的乳房发育情况，但是一般不会持续太长时间，所以家

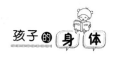

长也不用特别担心。

总的来说，孩子之所以会出现微小青春期现象，是因为与母体断开联系之后，身体内的激素水平急剧下降，这个时候他们自身的内分泌系统就开始工作起来。可能是因为这套系统刚刚投入使用，还不太完善，所以才会分泌出超量的性激素，促使孩子们进入人生中第一个青春期。

有些小姑娘会在很小的时候，出现乳房发育的现象。父母看到之后一般会比较着急，认为孩子属于"性早熟"，但其实在大部分情况下，这种现象都不属于性早熟，而是微小青春期带来了一个结果。据统计，有千分之一的孩子会在2岁以下出现乳房发育的现象，但是大多数孩子最终会自愈，并不是人们所认为的性早熟。

微小青春期对孩子并无危害，有些孩子的表现明显一点，有些孩子的表现不明显，都没有关系。但是这并不意味着家长可以对这一现象视而不见，当孩子进入到这个阶段之后，我们还是应该引起重视，开始持续观察孩子的"发育情况"，防止性早熟现象的发生。

一般来讲，性早熟的情况主要发生在10岁左右。但是最近这些年来，越来越多的低龄孩子出现了性早熟的现象。《澎湃新闻》曾经报道过一个案例，一位4岁的小女孩，出现了乳房增大、身高迅速增长的现象，最终被判定为性早熟。由此可见，低龄儿童也存在着性早熟的风险。

性早熟属于一种病态发育，对孩子的身体会造成负面的影响，总结而言，危害有三：

首先是影响孩子的身高。性早熟的孩子骨骼发育过快，在一段时间内身高会出现"猛涨"的现象，但是从长远来看，由于骨骼发育得太快、太早，所以生长周期会明显缩短。有些孩子十来岁的时候身高明显超过了同龄人，但是之后却不在生长了，最终的身高可能定格在150厘米左右。据统计，真性早熟的孩子，有一半人的身高不会超过150厘米。

其次，性早熟也会影响到孩子的性格发展。由于身高、外形与周围的小伙伴明显不同，所以性早熟的孩子往往有比较沉重的思想包袱，这就导致了孩子的性格会朝着比较自卑、压抑的方向发展。

最后就是内分泌紊乱。性早熟的原因就是内分泌出现了问题，一般程度的性早熟孩子，主要是性激素的分泌比较紊乱。但是有些症状严重的孩子，他们的其他内分泌功能也会失调，因而导致许多不可预期的负面效果。

孩子为什么会出现性早熟的现象呢？原因是多方面的，主要原因有以下几个：

第一，吃错了东西。

有些食物含有大量的性激素，吃多了这类食物，就可能会造成性早熟。最典型的案例就是豆浆，有很多孩子因为

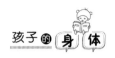

长期喝过量的豆浆，最终导致了性早熟。再就是一些补品，有些老人不太懂这方面的知识，把别人送给他的补品当成是"宝贝"，都给自己的宝贝孙子吃到了肚子里，结果造成了孩子的性早熟。在实际的案例中，有一个小女孩就是因为喝了太多爷爷奶奶家的"蜂王浆"，最终导致了性早熟。总而言之，像"人参类补品""养颜类补品"等相关产品，其实都含量大量改变人体内分泌的成分，千万不要给孩子吃。

为了防止儿童性早熟，家长应该让孩子少吃以下几种食品：禽类的脖子、补品、油炸类的食品和某些儿童口服液。

孩子性早熟的第二个原因是肥胖。

郑州市儿童医院曾经对当地儿童的性早熟情况做过一个调查，结果显示，超重和肥胖儿童的性早熟检出率为1.4%，而正常体重儿童的检出率则为0.6%。对于女孩子来讲，肥胖女童的性早熟检出率更高，达到了3.1%。由此可见，儿童肥胖确实可能会引起性早熟，尤其是女孩子，更要控制体重，防止性早熟。

孩子性早熟的第三个原因是睡眠不规律，晚上开灯时间太长。

有些孩子晚上怕黑，喜欢开灯睡觉；有些孩子晚上喜欢看电视，看到很晚。这两种情况，都可能会引发性早熟。因为晚上11点左右是人体分泌褪黑素的时间，而褪黑素是一种怕光的激素，只要人眼在持续进光，那么褪黑素的分泌就会受到影响。如果孩子体内缺乏褪黑素，就无法"阻挡"促性腺激素的分泌，可能导致性早熟。

　　综上所述，家长在平时的生活里，应该对孩子的饮食加以甄别，避免孩子出现肥胖风险，帮助孩子养成合理的作息习惯，只要做到了这几点，一般来讲就可以避免大多数非遗传性性早熟现象的产生。

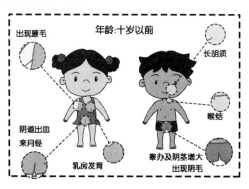

图4-1 儿童"性早熟"特征

　　有些家长可能想知道，孩子性早熟有哪些"征兆"。一般来讲，有三种情况预示着孩子可能出现了性早熟的情况：一是孩子在10岁以前身高或体重突飞猛进，比同龄人明显高出了一大截；二是孩子出现了第二性征，例如男孩子变声、长胡须，女孩胸部发痛或有硬节；三是孩子睡觉的时候，腿爱夹被子或枕头。出现了这三种情况，家长就需要考虑孩子是否存在性早熟的可能了，应该带着孩子到医院去做相关的

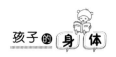

检测，以免铸成大错、为时已晚。

03/ 青春期是一种重生

斯坦利·霍尔是美国心理学的鼻祖之一。他用毕生精力研究人类青春期时代的心理特点。霍尔说"青春期是一次重生"，他认为，人类在刚出生的时候，动物性要大于人性，而人类的整个童年，就是一次从动物进化到人的历程。青春期是人类动物性和人性的"分水岭"，因此，青春期孩子的心理是异常复杂且纠结的。他总结了几个青春期孩子的主要特点：

第一，这个时期孩子的精力在旺盛与虚弱之间不断摇摆。

青春期的孩子，睡眠时间显著减少，喜欢追求刺激、新时尚。但是在某些时候，他们又会表现出虚弱的一面，显得比较迟钝、呆缓，对身边的事情漠不关心，做事情缺乏动力。斯坦利·霍尔认为："青春期的孩子们总体而言属于精力旺盛的类型，但是由于他们不能合理分配自己的精力，经常会透支自己的体力和脑力，所以又很容易疲倦。"所以，青春期孩子的家长，应该帮助孩子建立起科学的精力管理机制，让他们能够平均分配自己的体力和脑力，避免"动起来

108

无休无止、静下来身心俱疲"的现象。

如果青春期的孩子将太多精力花费在了追求刺激中，那么会造成他们在其他领域的懒散作风。所以，家长作为孩子的监护人，也应该控制他们的过于旺盛的冒险欲和享乐主义倾向。

第二，青春期的孩子特别容易在快乐与痛苦间摇摆。

在斯坦利·霍尔的心理学认知中，痛苦和快乐两种情绪，是人类生活的"最高统治者"。孩子特别容易被这两种情绪所驱使。进入青春期之后，是他们开始客观认识两种情绪的关键期，但是这个时期的孩子又特别容易在两种情绪间摇摆不定。斯坦利·霍尔认为，青春期孩子的最大问题在于"没有节制"，在他们看来，追求快乐是人生至高无上的意义，因此他们会显现出压抑不住的轻浮，并且会为了追求所谓的快乐，做出许多荒唐行径。

由于他们对快乐的要求极高，所以在得不到快乐的时候，就会显得更加痛苦。而且，这个时候的孩子，度过了那个"衣来伸手、饭来张口，一切事情都由父母打理"的年龄段，他们开始隐隐约约的感觉，自己将踏入未知的人生旅程，生活中许多事情不可能尽如人意，所以，他们内心开始变得有些躁动不安，更容易陷入深度的压抑和忧虑之中。

青春期的孩子心理比较敏感，这也是他们特别容易陷入痛苦之中的一个原因。孩子们会怀疑自己的朋友不喜欢自

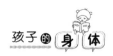

己，怀疑自己的相貌不够标志，所以被别人所讨厌，甚至怀疑自己不是父母的亲生子女……种种捕风捉影的疑虑，使得青春期的孩子更容易陷入负面的情绪之中。

第三，自尊和自卑同时存在。

青春期的孩子总是在自我肯定和自我否定中挣扎，所以，一方面他们的自尊心出奇的强，另一方面他们有时候又显得有些自卑。

青春期的孩子对于自己的定位往往特别高，他们希望自己无论走到哪里，都能够成为焦点，可以吸引他人，尤其是异性的关注。所以这段时间的孩子们，喜欢高谈阔论、修饰打扮，有时会给人一种自鸣得意、骄傲自大的印象，他们觉得自己别人优秀、比别人高明，这个别人也包括父母。所以，斯坦利·霍尔说："随着青春期孩子的自我感越来越强，父母和老师的话他们不愿意全盘接受了，他们甚至会采取故意违逆师长的方法，来宣示自己已经是个大人了，而且是一个优秀的大人。所以，青春期的孩子，对荣誉感的重视程度非常高。这本来是一件好事，荣誉感可以成为激励一个人不断向前的动力。但是由于青春期的孩子还没有完全学会如何获得、维护自己的荣誉，所以他们经常采取一些不恰当的方式去捍卫自己的荣誉，如打架斗殴等。"

但是家长也该意识到，在强烈自尊心的表象之外，青春期的孩子们又时常会感觉自己信心不足，他们的内心是比较虚弱的，这就造成了他们在人际交往中，会更加虚张声势地来掩饰自己的不自信。他们会怀疑自己的力量，也担心自己的前途，一旦他们的自尊心或者荣誉感遭到"侵犯"，他们就会采取比较极端的措施去反击。但是如果在青少年时期，孩子的自尊心和荣誉感总是得不到满足，他们就会慢慢消沉下来，变得满不在乎、得过且过。

即便孩子们在青春期有如此多的"纠结"和小毛病，但是斯坦利·霍尔认为，青春期孩子的善良是动人且纯真的，青少年的德行是完善无瑕的。在他看来，青少年是最有正义感的群体，也是最有远大抱负的人，他们不会嫉妒别人的幸福，因为他们坚信自己能够争取到想要幸福；他们充满了利他主义的壮志豪情，因为他们认为自己本来就应该是一个伟大的人物，承担着伟大的使命……

然而，在追求高尚道德和伟大理想的同时，青春期的孩子也容易陷入一些道德的困境之中，例如：肉体欲望的放纵，说谎的倾向难以被克制，脾气暴躁四处发泄给他人带来伤害……这些容易发生在青春期孩子身上的"负面现象"是确实存在的。但是在斯坦利·霍尔看来，不良行为出现的同时，也是孩子开始自我反省、从善改过的契机，大多数孩子会在不断犯错的同时，探寻到关于对错、是非的真正含义，通过不断地与这个世界发生"碰撞"，孩子们天性里的善，会逐渐演变成理智的善，后者比前者更稳固、更"高级"。

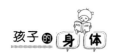

所以，作为青春期孩子的父母，当孩子偶尔犯错的时候，我们其实不必太过悲观，只要我们能够帮助他们把握好前进的方向，避免他们犯下不可弥补的大错，给孩子一些试错的机会和空间，也未尝不可。

斯坦利·霍尔曾经说："青春期最糟糕的事情是不可预知性太强，而这恰恰也是它之所以如此美好的原因。"所以，作为家长，当孩子来到青春期之后，应该满怀着期望和宽容与孩子一起度过这段时间，他们会从一个孩子变成一个成年人，他们不再是你的"一部分"，而是一个成熟独立的个体。他们可能会遇到许多麻烦，也会带给你许多麻烦，可是当拨开云雾看到日出的时候，你也会同时看到一种独立人格的崛起，一个承载着独特思想的年轻躯体，已经具备了走上漫漫人生路的能力，这不正是我们一直以来所期待的吗？

04/ "晚婚晚育"，
引发叛逆期与更年期的战争

由于现在人们的生育年龄越来越大，所以当今的很多家庭出现了一个比较"恐怖"的现象——孩子的青春期遇上了家长的更年期。

更年期一般从女性的45岁到50岁开始，孩子的青春期则从15岁左右开始。也就是说，30岁以后生育的女性，她们的更年期和孩子的青春期很可能是"重合"的。我们都知道，女性进入更年期之后，体内的激素开始变得紊乱起来，尤其是和情绪调解密切相关的5羟色胺(5-HT)在血液中的含量明显降低，因此更年期的女性确实比较难以控制自己的情绪。而进入青春期的孩子们，他们的身体进入了快速成熟的时期，他们的心理也进入了"负重阶段"——随着年龄的增长，需要他们承担起更多的责任，在两方面因素的共同作用之下，青春期的孩子们情绪也是极度不稳定的。

两个情绪不稳定的人共处一室，就如同两颗炸弹捆绑到了一起，一颗爆炸之后，另外一颗也极有可能被引爆，这是格外危险的状况。作为家长，此时应该拿出更多的理性去处理当下的危机，去主动调和自己与孩子的关系。

首先家长应该明白，在青春期之前，孩子们是在家长的指引下"走路"的。但是当青春期来临之后，他们开始试图摆脱家长的"控制"，以自己的方式去了解世界、解决问题。这本是一件好事，意味着孩子们终于开始真正发展自己独立自主的能力。但是由于家长依然存在"控制孩子的惯性"，再加上孩子们虽然有了独立处世的意愿，却不具备独立处世的能力，所以他们可能会做出许多错误的选择，因此

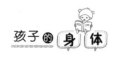
孩子的身体

家长和孩子之间的矛盾在这一时期也会迅速加剧。

对于孩子来讲，他们希望家长能够把自己当成一个独立的个体，尊重他们的意愿和选择；对于家长来讲，虽然他们从内心也希望孩子能够独立自主，但是偏偏害怕他们太过独立的话，万一走错了路、犯下了错，最终形成难以收拾的结局。为了纠正孩子的错误，很多更年期的家长显得格外啰唆。而来自家长的"不厌其烦的说教"，在孩子看来是一种"控制行为"，由于他们急于摆脱控制，所以对喋喋不休地说教格外反感。于是，他们会选择反击，家庭中的争吵由此产生了。

有人说，青春期遇上更年期，就好像火星撞上了地球，过程是恐怖的，后果是严重的。为了避免这种火星撞地球的现象发生，首先，在家庭的内部，应该建立起一个稳固的沟通桥梁。

良好的亲子沟通，是度过"青春期遇上更年期"的最好途径。家长应该知道，孩子小的时候，家长与孩子的沟通模式是"一个教、一个学；一个主导，一个顺从"。但是到了青春期之后，之前的沟通模式就会被打破，孩子希望可以获得平等的沟通地位。他们不愿意再"听从命令"，他们希望自己能够"有选择的服从家长的安排"。此时，如果家长还是死守着老的沟通方式不放，亲子沟通自然就会出问题。

114

和青春期的孩子沟通，要掌握以下几个原则：

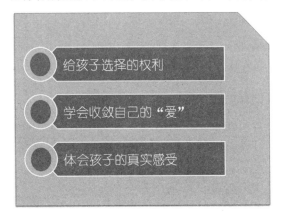

给孩子选择的权利

学会收敛自己的"爱"

体会孩子的真实感受

图4-2 与青春期孩子沟通的三大原则

首先，给他们选择的权利。

在过去十几年来，家长对孩子的关心是无微不至的，给他们的安排是事无巨细的，大到他要上哪所学校，小到他们今天要穿什么，都在家长的掌控之下。但是当孩子逐渐长大之后，我们就要学会放手，不要事事都关心，事事都照顾。就拿穿衣服这件事情来讲，孩子自己也知道脏了要换新的，冷了要穿厚的。家长没有必须要天天追在孩子的屁股后面："你要穿的厚一点""把秋裤穿上，不穿不许出门"，这种过度的关爱，一是没有必要，二来也会造成孩子的反感。

心理学家认为，孩子到了青春以后，家长要学会"由他去"。给他选择的机会，更要给他试错的机会。有时候，

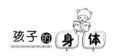

即便孩子的选择是错的，只要不是什么原则性的错误，家长也完全可以睁一只眼、闭一只眼，让他们去试错，让他们去承担选择错误的后果，这样一来，孩子才能体谅到家长的关心。唠叨不完全是"废话"，也能训练他们的自主能力，让孩子变得更有主见。

在教育实践中，我们见过了太多事事关心、唠唠叨叨的家长，尤其是更年期的母亲，这个特点表现得特别明显。在大多数情况下，这类家长虽然付出了太多，但是他们和孩子的关系并不太好，而且，在这样的家庭环境下成长起来的孩子，往往会表现出两个极端：要么是没有主见，唯唯诺诺，自己从来不敢轻易做决定；要么是性格极度叛逆，对家长、老师都缺乏足够的尊重，只要稍有不如意就会情绪失控。

这两种性格特点如果不能加以扭转，对孩子日后的发展都是不利的，所以作为家长，最好能收起自己的"林祥嫂性格"，用成年人之间的沟通方式去和孩子沟通。

其次，家长要收敛自己的"爱"。

对于青春期的孩子而言，家长过分的爱，会变成他们的负担。我们经常会听到家长对孩子说："你知道为了你我多不容易吗？""爸爸妈妈一切都是为你好，你可要懂事儿啊"……类似的话，对于青春期的孩子来讲，会给他们造成极大的心理压力。因为这个时期孩子的自我意识在崛起，他们希望可以掌控自己的人生，可以依靠个人力量应对外界的一切，如果父母总是强调自身对孩子的重要意义，强调自己为孩子付出的太多，那么就会让孩子觉得自己必须要依附在家庭之上才有"价值"，他们的自我意识会因此受到压抑，他们的内心就会变得苦闷。

家长千万不要觉得，自己管得越多，孩子就越无忧无虑，越能够有所作为。事实可能恰恰相反，在青春期还不愿意放手的父母，不仅会让孩子心理上不舒畅，也会让他们的主观能动性受到损害。而一个丧失了主观能动性的孩子，即便能够取得眼前的好成绩，也无法在学业上、在事业上获得长久的成功。所以我们经常会看到一个现象——有些孩子在初中、高中阶段，在父母的严加管教之下成绩还算比较优秀，但是日后上了大学或进入到社会之后，就可能出现"报复性的叛逆"，他们会作出一些比平常孩子更加离经叛道的事情，造成更加可怕的消极影响。

最后，作为家长，一定要能够真正体会青春期孩子的真实感受。

我们都是从青春期走过来的人，当然知道青春期的很多小情绪、小冲动，放到漫长的人生旅程中其实不算什么。但这是我们的"事后总结"，对于一个正置身于这些小情绪、小冲动中的孩子而言，眼下的一切，就是他们心灵体验的全部，若干年后，他们也会觉得青春期发生的那些触动心弦的事情其实没有那么重要，但是现在，他们还不能体会到这一

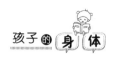

层，他们的心灵正在被眼前的事物所纠葛、所困扰。他们的喜怒哀乐，一点也不比成年人少，只会更多。

所以，我们不要轻视孩子生活中发生的那些小事儿，对他们造成的巨大影响。家长应该站在一个涉世未深的少年人的角度，去体会他们的喜怒哀乐，去和他们一起度过人生中情绪起伏最大、感情波动最频繁的"危机时刻"。当孩子和我们倾诉某些事情的时候，我们不要抱着"小事一桩"的态度去敷衍，当孩子为某件事情苦恼的时候，我们也不要粗暴地认为"这种小事不值得"。我们能做的，就是和他们站在一起，去和他们一起共同面对少年之烦恼。

当更年期遇到青春期，当人生中的两种危机同时出现在一个家庭里，是家长们需要小心面对的局面。这个时候的家长，自己难免也有不少糟心事儿，但是无论如何，我们还是要从改变自己开始，去适应这种全新的亲子关系。对于孩子的小情绪和小错误，我们不妨看开一点，抱着和孩子成为"伙伴"、成为"朋友"的态度，尊重彼此的独立人格，并最终实现"相互治愈"的目的。

第五章
运动，既锻炼体魄
也塑造灵魂

来到大学中我们就可以发现，那些在学业中有上佳表现的孩子，很多都是运动方面的能手。在社会生活中，我们也可以了解到，在许多领域中有成就的人，也都有自己喜欢的运动项目。以钟南山院士为例，他在自己的领域中获得了巨大的成功，与此同时，他也是一名体育运动爱好者，从少年时代就养成了运动的习惯，并一直持续到了今天。这或许可以证明，花点时间去运动，是值得的。

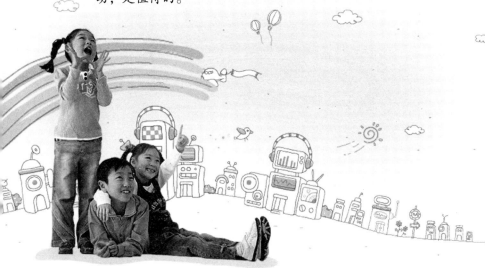

运动是最便宜的良药

2014年，全国人大代表提供的一份数据显示：周边的一些发达国家，他们的青少年在过去25年中，身体素质一直在提升。如韩国，青少年的肺活量、运动能力等体质指标与日俱增；再如日本，青少年的体质自从二战结束之后，也一直处于上升势头，尤其是身高的增长幅度比较明显，20年中平均增长了10厘米。

但是在我国，青少年某些方面的健康水平却在不断下降，如超重率、近视率，都出现了大幅上升的情况，而运动能力却在普遍下降。

虽然，2015年之后，中国青少年的身体能力有所提升，

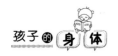

孩子的身体

如：肺活量这一项，在经过了20多年的下降之后，终于有了平稳上升的趋势；50米跑的平均速度、立定跳远的爆发力等都有所回升。但是超重肥胖检出率依然非常高，近视眼的数量也在逐年上升，并出现低龄化倾向。所以，儿童健康问题依然比较严峻。

孩子们身体素质的下降，主要原因在于，过去几十年来，孩子们的学业压力太重，没有时间参与体育运动，因而造成了锻炼不足。虽然大家都知道好身体是练出来的，但是为了学业上的成功，也只有放弃身体的锻炼时间了。

那么，学习和锻炼真的是冲突的吗？想要有好成绩就必须要牺牲锻炼的时间吗？恐怕这并不是事情的真相。埃克塞特大学经过多年的追踪研究发现，孩子投入到规律的运动中，对于他们的成绩提升是有好处的。

更多的医学家们也证实了一个观点——运动是最便宜的"良药"。

过去10年以来，科学家们做了大量关于运动对大脑影响的研究。结果发现，运动会提高一些重要激素和神经化学物质的水平，而这些激素和神经化学物质，有助于促进脑细胞之间的关联，增强大脑海马区神经元的生长发育。海马区是负责人类情绪和记忆的中枢，促进这一区域的生长发育，无疑有利于提高孩子的智力水平，进而促进孩子的学习成绩。

　　加州大学洛杉矶分校综合生物学和生理学教授费尔南多·戈麦斯一皮尼拉说："运动几乎对大脑和身体的所有功能都有好处。"

　　当孩子参与运动的时候，身体内的肌肉细胞、脂肪细胞以及肝细胞，会释放出一些神奇的物质到血液中。这些物质会随着血液循环来到头部，再通过血脑屏障进入到孩子大脑中，让孩子感到更加快乐，产生强烈的满足感。此时，孩子的大脑会主动分泌出一种叫脑源性神经营养因子的东西，它可以帮助大脑在神经元之间建立新的连接或突触，而大脑中的突触越多，孩子自然就越聪明。

　　除此之外，运动还能改变大脑的血管网络。研究证明，当人体处在运动状态中，身体血流量会暂时增加，当然，大脑中的血流量也会相应地增多。此时，血液中一种叫"血管内皮生长因子"的东西会来到大脑中，促进海马体形成新的血管。大脑中的血管越多，那么身体给大脑提供氧气就越容易，大脑的运转速度自然会更快。

　　在了解了身体运动与大脑发育之间的关联之后，相信很多家长都会明白一个道理：适当的、规律的运动，非但不会影响孩子的学习，反而会让他们变得更聪明，在学业上能够取得更好的效果。所以运动和学习，从来都不是竞争的关

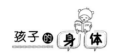

系，而是一个相互促进的关系，良好的运动习惯，可以让孩子在体力上、在意志上获得提升，当他把这些优势带到学习中之后，能够帮助他获得新的、更大的优势。

01/ 体力游戏是孩子的"重要工作"

孩子的游戏分为两种：脑力游戏和体力游戏。于是，很多家长就会觉得：脑力游戏专门锻炼大脑，体力游戏专门锻炼身体。如此认识，其实是不对的，体力游戏即所谓的"儿童运动"，在锻炼身体的同时，也在提升孩子们的思维能力。

苏联心理学家，儿童发展、语言大师维果斯基认为，体力游戏是孩子最早产生的自发性活动，在游戏中，可以训练孩子的"规则意识"，而且能够持续提高孩子的自主力和表达力。因此我们可以说，体力游戏其实是孩子的一项"重要工作"，我们不要小看游戏在孩子的成长过程中所发挥的重要性，更要对体力游戏的重要性有所认识。

首先，体力游戏能够促进神经系统的发育，进而提高孩子的智力。

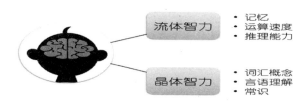

图5-1 孩子的智力

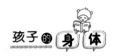

人的智力分为两类：一种叫流体智力，一种叫晶体智力。简单来说，流体智力是一种以生理为基础的认知能力，主要体现在记忆、运算速度、推理能力等方面。晶体智力指的就是通过学习获得的智力，主要体现在词汇概念、言语理解、常识等方面。

流体智力主要靠培养，而晶体智力的高低，则主要取决于神经系统的发育，通过体力游戏，恰恰可以促进神经系统的发育。

在人体八大系统中，神经系统是最先发育的。在神经系统发育的过程中，需要有足够的信息刺激，才能保证它的健康发育。人在刚出生的时候，大脑中的神经元数量是最多的，随着不断的成长，那些没有受到有效刺激的神经元就会逐渐消失。所以，在儿童时代，尽量刺激神经元，让孩子的大脑可以保留更多的神经元，可以为孩子日后的智力发展奠定基础。

当孩子进行体力游戏的时候，肌肉会不断地产生生物电，对大脑皮层产生比较高强度的刺激效果，可以提高大脑皮层细胞活动的强度、灵活性、均衡性等综合能力，如此一来，孩子的智力就会得到更好的发展。

其次，体力游戏可以帮助孩子提升记忆力。

儿童大脑储存信息的能力非常强，但是绝大多数的脑细胞，其实是被"闲置"的，没有被有效地利用起来。

生物学研究证明，储存记忆需要有蛋白质的合成，而合成蛋白质则需要核糖核酸作为基础，也就是人们常说的RNA。体力游戏能够提高孩子体内RNA的含量，从而为孩子开发自己的脑细胞打下基础。另外，经常从事体力游戏的话，大脑还会释放出更多的内啡肽，这种化学物质能够帮助孩子提高记忆力。

再次，通过体力游戏，能够帮助孩子形成积极的"自我观念"。

每个人都有自我观念，只不过有的人自我观念比较积极，有的人自我观念比较消极。通过体育锻炼，可以让孩子通过挑战自己、挑战对手获得成就感，也可以让孩子明白"只有更努力才能提高自己、战胜别人"的道理，帮助孩子形成更加积极的"自我观念"。通过研究发现，经常从事体力游戏的孩子，他们对自己的期望更高，而且更重要的是，他们明白想要实现对自己的期望，就必须要付出汗水、多加思考，这是一种非常珍贵的品质，它可以通过体力游戏获得。

最后，通过体力游戏，可以让孩子更快乐。

有些不爱运动的家长，认为体力游戏就是在受罪，这其实是不对的。当孩子进行体力游戏的时候，他们的情绪中枢会得到正面的刺激，因而会感受到愉悦。所以，别看孩子玩得汗流浃背、气喘吁吁的，事实上他们很快乐。其实，大人

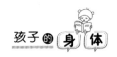

如果能够克服最初的懒惰心理，投入到适度的、适合的体育锻炼中，也同样会感到快乐。

那么问题来了，什么叫适度的、适合的体育锻炼？对于不同年龄段的孩子来讲，这个问题的答案是不一样的。

对于5岁到9岁的孩子来讲，这个阶段是他们的身体发展"柔韧性"和"敏捷度"的最佳时机。所以，这个年龄段的孩子可以做一些类似于健美操之类的运动，运动量不要太大，运动强度不要太高，孩子的身体承受不了，运动中需要突出"柔"和"快"两个特点。

9岁到12岁的孩子，进入了速度敏感期。

这个年龄段的孩子，大脑皮层和延脑的中枢神经系统逐渐发育成熟，他们的肌肉反应开始变快，所以可以做一些与速度有关的体力游戏，比如20米快跑、连续跳跃等。通过类似的游戏，不仅可以提高速度，也可以提升他们的力量水平。

到了12岁以后，孩子的耐力水平也上来了，这个时候就可以带领孩子做一些考验耐力的体力游戏，比远足游玩、千米慢跑、足球篮球比赛等。通过训练孩子的耐力，不仅能够提升他们的体能储备、耐力水平，还可以锻炼他们的意志，甚至可以在某种程度上提升他们的抗压能力，对于身心健康都是极好的。

15岁左右，孩子的肌肉进入了一个快速发展的时期，他们的肌肉开始横向生长，肌纤维变大、变粗壮。在这个年龄段，可以给孩子上一些力量运动了。通过锻炼力量，可以提高孩子的力量水平，同时提升他们的代谢水平，让孩子以后不容易变成小胖子。

在孩子的成长过程中，每一个年龄段都有"重点发育"的身体机能，在适合的时间做适合的事情，可以起到事半功倍的作用。比如耐力训练，在十二三岁开始有意识地进行训练的话，会起到非常好的效果，但是如果错过了这个时间，等到成年之后再训练，虽然也可以大幅度地提高耐力水平，但是需要付出更多的汗水和意志，才能所有收获。所以，在孩子成长的过程中，家长一定要把体力游戏当成是孩子的一项重要工作，给孩子打下良好的身体基础，他们会因此受益终身。

02/ 小孩子不懂累是好事儿吗？

可能有许多家长都在经历同一件事情——年富力强的自己带着孩子出去玩，自己都累了，但是孩子却似乎有用不完的劲儿，依然在奔跑跳跃着。怎么办？是任由孩子折腾？还是赶紧让他停下来？他们为什么不懂得累？如果不加节制的话，对他们的身体有没有影响？

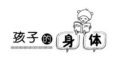

想要得到答案，我们先要了解孩子的生理机能。

法国克莱蒙费朗大学研究人员曾经做过一个实验：

他们找来了12名从事铁人三项、自行车或长跑的国家级男性运动员，12名平均年龄10岁半的男孩，以及12名极少从事剧烈运动的男性成年人。

三组人分别做两次7秒钟自行车冲刺骑行，之后要连续30秒快蹬自行车。

运动结束后，研究人员分别记录他们的心跳和乳酸水平。最终得出的结论是，经过剧烈运动之后，普通的男性成年人心跳加速最严重、肌肉内的乳酸含量最高，而孩子和职业运动员的这两项生理机能处在同一个水平线上。

孩子为什么比普通大人更不容易累，甚至达到了优秀运动员的水平？科研人员认为，这或许是因为孩子个头较小，富含氧气的血液只要周转很短的距离，就能达到"目的地"，所以他们的氧气利用率比普通大人更高。

此外，研究人员还发现，孩子的肌肉中"慢肌纤维"含量更高。

慢肌纤维收缩较慢、力量小，但是却能够长时间运动而不疲劳。成年人的"慢肌纤维"与"快肌纤维"的比例是一半对一半，而这两种肌肉在孩子身体里的比例是三成"快肌纤维"加七成"慢肌纤维"，这也是他们不会累的一种重要原因。

现在我们知道了儿童不会累的原因。事实上，青春期到来之后，孩子虽然力量和速度都比较弱，但是他们的耐力是非常好的。

与此同时，孩子的身体还具备非常强大的恢复能力。研究人员发现，运动后仅两分钟，孩子的心率恢复率就达到85%，此时运动员只恢复了60%，普通成年人只恢复了40%。也就是说，在这一项指标上，孩子甚至要比专业的运动员更优秀。

孩子们之所以能够更快恢复，是因为他们的身体里具有更有效的"乙酰胆碱"抑制机制——我们可以把乙酰胆碱视作为人体"自主研发"的一种镇静剂，它能够帮助人体恢复到正常的状态。

另外，孩子的弱酸代谢也非常快。人在激烈运动之后，肌肉中会堆积大量的乳酸，它就是造成我们肌肉酸痛的元凶。孩子虽然也会代谢出乳酸，但是代谢乳酸的速度非常快，比职业运动员还快。研究人员在研究了儿童乳酸的代谢速度之后，都觉得有些不可思议，有人用"闪电般的速度"来形容他们乳酸代谢的效率。

正因为乳酸代谢非常快，所以儿童即便头一天累了，第二天起床之后也是神清气爽、元气满满。大人在这方面就不行了，如果头一天激烈运动的话，第二天早上起来全身酸痛，感觉甚至比刚运动完还难受。所以，大人比孩子更容易

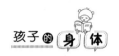

累不说，还更不容易恢复。

既然孩子的身体如此强大，是不是就意味着我们可以任由他们放肆运动？不过对于孩子来讲，有些运动如果不加以节制，很可能会对他们造成伤害。

首先，我们要避免孩子去做一些掰手腕之类的力量型运动，因为孩子的骨骼比较软，在强大外力的作用下，容易发生形变。

第二，我们尽量不要让孩子进行蛙跳。有些孩子喜欢跳，还总爱比赛谁跳得远，谁跳得久。可是他们的膝关节和半月板还很脆弱，如果总是跳的话，会影响膝部健康。所以，6岁以前尽量避免他们进行长时间的跳跃运动。

第三，尽量少玩滑板车。滑板车运动对于孩子的腰部、膝盖和脚踝力量，都提出了非常高的要求，而且很可能会造成运动损伤，所以家长自己如果不善此道的话，就不要让孩子进行这项运动。

第四，跑动的距离不要太远。孩子喜欢跑，但是我们也不能任由他们去尝试5公里以上长距离跑动，因为长时间的跑步，会对各个关节都造成冲击，并且增加心脏的负担。孩子想要长跑的话，最起码应该等到10岁以后再说。

最后，就是小区的健身器材最好不要让孩子随便玩耍。由于健身器材实际上是给大人设计的，对于儿童来讲很不友好，还有一些安全方面的隐患，所以孩子使用健身器材的时候，大人要进行指导和陪伴，切不可放任孩子自己去探索健身器材的"新玩法"，一旦出了问题，可就不是磕磕碰碰的小事儿了！

总而言之，对于孩子不知道累这件事情，家长首先是不要过于担心，因为那是他们的身体天赋，等孩子进入青春期之后，他们的力量和敏捷会大大提成，抗疲劳的能力却随之下降，到时候，就不存在"不知道累"的情况了。

其次，家长对某些特定的运动应该加以节制，因为孩子不知道累，同时他们也不知道哪些运动会伤害自己，作为家长，要充当孩子的"健身教练"，告诉他们哪些运动可以做，哪些运动需要等到以后才能做。

如今，喜欢运动的孩子实际上是越来越少了，由于有了其他的一些娱乐方式，孩子户外活动的意愿越来越低。再加上很多家长担心孩子"累到"，处处限制孩子的活动，所以孩子们的活动量其实是越来越小了，由此带来的儿童肥胖问题，就成了一个比较普遍的现象。

很多人觉得孩子胖嘟嘟的，很可爱，也证明营养跟上了。实际上，这种认识是错误的，儿童肥胖有很多弊端。

首先，孩子的脂肪细胞会不断增殖，等到他成年之后，想要减肥就不太容易了，而且从小就胖的孩子，即便成年之后体重减了下来，也比别人更容易"返胖"。

其次，儿童肥胖也同样会引发心脑血管疾病，呼吸系统

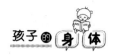

疾病，增加其骨骼负担，对身体健康不利。

最后，儿童肥胖可能会影响其性发育，美国《儿科》杂志曾经刊登一项研究，儿童肥胖症会导致女童性早熟。因为过多的脂肪组织会使孩子身体分泌一些致青春期提前的激素。

避免儿童肥胖，除了要在饮食上有所注意之外，再就是适当的增加孩子的运动量。正如我们之前所说，孩子没那么容易"累到"，只要家长正确干预，让孩子适当增加一些运动量，是大有好处的。

03/ 运动保护，家长做到位了吗？

儿童运动的好处，我们已经说得够多了。不过，任何事物都具有两面性，运动固然能够帮助孩子强健体魄，但是作为家长也应该认识到，运动也很容易造成身体上损伤。想要让孩子既享受运动的好处，又能最大程度规避运动带来的风险，家长就要做好儿童运动保护的相关工作。

最容易造成孩子运动损伤的场景是什么？恐怕是"热身不充分"。在运动场边上，我们经常可以看到这样的场景：家长开车把孩子送到运动场，孩子刚一上场，就立刻投入到了激烈的运动中……

大多数孩子没有做"热身运动"的意识，或许老师教过他们，但是当孩子一看别的小朋友已经玩起来了，他们就有些迫不及待了，早就把这件事情忘得一干二净了。

孩子能忘，家长可千万不能忘。在任何运动中，热身运动都是非常关键的，首先，它可以让孩子们的各个身体器官，提前进入到"运动模式"中。以心脏为例：平时，孩子们的心跳速度比较慢，如果他们贸然投入到激烈的运动中，心脏的速度在短时间内很难马上"提速"，这就会导致孩子的血氧供应难以满足其他器官在进行激烈运动时的需求，最终形成器官缺氧，非常危险。

事实上，除了心脏之外，肌肉、关键等其他器官，也需要有一个"预热"的过程。这就和我们开车一样，如果我们刚把车点着火，就立刻油门踩到底全力加速，车子一定受不了。人体也是如此，从相对静止到激烈运动，必须要有一个过渡。

除了帮助身体器官预热之外，热身活动还承担着另外一个"使命"——给神经系统预热。在进行运动的时候，我们的神经系统需要进入到一个比较兴奋的状态中，这样它们才能更好地指挥我们的身体进行激烈的运动。如果孩子的神经系统没有完全兴奋起来，就直接投入到激烈的运动当中，这时候孩子的反应速度会比较慢。在运动场上，反应慢不仅会影响孩子的发挥，同时也会降低孩子的"自我保护"能力，

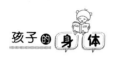

从而增加形成运动损伤的可能性。

家长要对热身运动有足够的重视程度，不要等闲视之，要知道，不做热身运动，或者是热身运动做得不到位，轻则可能引起肌肉、韧带的拉伤，严重的话，甚至会因为缺氧等原因导致心脏骤停，后果是非常严重的。

一般的热身运动，只需要进行三到五分钟的慢跑，然后做一些简单的肌肉拉伸运动，直到身体稍微出汗就可以了。热身的时间不要太长，运动量也不要太大。

在生活中，一方面家长要对孩子进行监督，在他们贸然上场的时候予以阻止；另一方面，要帮助孩子养成做热身活动的习惯，这是一个会让孩子们受益终身的好习惯。

为了保证孩子免受运动损伤之苦，家长需要做的第二件事是纠正他们的技术错误。

孩子们作为体育运动的"初学者"，在某些技术的掌握上可能比较差，而不规范的技术动作，则是造成运动损伤的又一个"罪魁祸首"。举个简单的例子：

踢足球，是孩子们很喜欢的一项运动，足球有四大基本技术——传、停、射、带，每一项技术看起来都很容易。但是如果技术不到位的话，就很容易受伤，比如用脚击球时，初学者最好用脚弓去"推"，但是很多孩子则更喜欢用脚尖去"捅"，一次两次或许没关系，可如果总是用脚尖捅的话，时间长了就可能会导致脚趾受伤、肿痛，甚至会引起脚部变形。所以，家长在带领孩子踢球的时候，首先要做的就是把正确的技术动作教给他们，并且在运动过程中不断纠正他们的错误动作。

另外，正确的技术动作，一般来讲都是最符合人体力学的动作，做起来比较省力，也不容易受伤。而错误的动作，费力不说，还会增加运动负荷和组织负荷，短时间内容易造成韧带损伤、关节脱位，时间长了特别容易形成劳损性的损伤。

除了技术动作要正确之外，运动场地、天气和器材的选择也要正确。

儿童运动时，场地最好选择规格比较高一些的地方。以打篮球为例，很多室外篮球场的地面是硬质的，孩子在运动时要避开此类场地，因为如果场地过硬的话，孩子在奔跑跳跃的时候，膝关节就会吸收更多的冲击力，这对于骨骼尚未全完发育成熟的孩子而言，可能会造成永久性的伤害。

对于运动的天气也要有所选择。首先是高温天气不要做室外的激烈运动，因为在高温中，人体的基础代谢率比平时高，容易引起中暑。其次是低温天气也应该避免室外运动，第一容易冻伤远端肢体组织；第二，在气温极低的时候，人的肌肉组织也比较僵硬，身体协调性不足，因而更容易造成肌肉和韧带的损伤。最后是在雨后湿滑的天气里，不宜在室外做激烈运动，容易滑倒，造成"硬伤"。

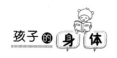

在排除了多数可能造成运动损伤的客观因素之外，从主观上，我们要准备一些能够起到运动保护的装备，来为孩子保驾护航。

首先，家长可以给孩子准备一条发带。

发带能够有效地防止汗液流到眼睛里，既可以保护眼睛，又能够防止因为汗液入眼影响视力而造成的运动意外。

其次，要准备合适的运动鞋。

所谓合适的运动鞋，一是指大小合适，鞋子太大或太小，都会造成运动损伤；二是指鞋子的类型合适，打篮球要穿篮球鞋，跑步要穿跑步鞋，穿错了鞋子，也会增加运动损伤的风险。

再次，要准备保温杯。

孩子在运动之后，如果大量饮用低温水，可能会加重心脏负担，引发胃痉挛甚至是昏厥，所以给孩子准备一个保温杯，运动之后让孩子喝一些温度不是很低的水，也是挺关键的。

最后是准备护膝护肘。

孩子的平衡能力一般都比较差，在运动中摔跟头的可能性很大，为了保护他们的关键性部位，家长可以准备一些护膝护肘，防止摔倒之后碰伤膝关节和肘关节。

在准备好了保护装备之后，放心让孩子去运动吧。当然，即便我们做好了一切准备，孩子还是可能在运动中磕磕碰碰，对于这些事情，家长其实不要太过谨慎，不能因为孩子在运动中摔了一个跟头，就觉得运动太危险，以后不能让孩子继续参加体育运动了，这种过度地保护，其实完全没有必要。孩子的身体比我们想象中"皮实"得多，只要我们杜绝了严重的运动风险，即便是有些小挫折，也不会造成大的风险，孩子需要运动，不要为了保护孩子而把他们"关起来"，那也是一种伤害。

04/ 错误运动，带来"错误生长"

运动对于孩子的身心成长有很大好处，但是如果运动的方法不得当，就可能适得其反。为了避免"错误运动"，家长应该具备甄别错误运动的能力。大体来说，错误的运动具备以下几个特点：

第一个特点是"偏科"。

有些运动，发力点比较单一，如果孩子们长期从事该运动，就会造成身体发育的"偏科"。最典型的例子就是皮划艇，长期从事皮划艇运动的人，上肢肌肉及其发达，但是下肢肌肉就会显得有些不太协调，这就是典型的偏科运动。另外，自行车、网球、击剑等运动，都属于比较偏科的运动，自行车容易造成上下肢的不协调，网球、击剑则容易造成惯

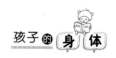

用手和非惯用手的不协调，孩子偶尔玩一玩没有问题，但是如果不打算成为这些项目的职业运动员，那么最好不要进行高强度的相关训练。因为如果我们将身体某个部位的肌肉练得特别发达，就可能会造成人体负重不均匀，会影响孩子的身体形态。

那么，不偏科的、能够起到全面锻炼的运动项目有哪些呢？首先是跑步。跑步看起来是下肢在用力，其实是一项需要全身发力的运动。其次是游泳，游泳能够锻炼全身的肌肉，而且有助于提升孩子的心肺功能。最后是篮球，篮球既需要爆发性的力量，也需要耐力，既需要力量对抗，也需要耐力比拼，属于一种比较全面的运动。

当然，即便是"偏科"的运动，也不是完全不能做，只不过需要家长多花一点心思而已。比如：孩子特别喜欢骑自行车，下肢的训练比较多，家长就可以带着孩子做一些专门针对上肢的力量训练，通过项目的互补，实现均衡运动。另外，当孩子做一些单手运动的时候，比如打乒乓球、羽毛球等，家长可以鼓励孩子双手交替使用，既可以达成均衡运动的目的，还可以通过双手并用，实现左右脑同时开发的效果。

错误运动的第二个特点是"单人项目与集体项目不对等"。

有些孩子喜欢单人的运动项目，比如跑步、自行车等；

有的孩子喜欢集体项目，比如足球、篮球等。单人项目的好处在于，需要孩子在运动中独立思考、独自应对所有情况，可以有效地提高孩子的主观能动性，培养孩子的独立精神；多人项目的好处在于能够增强孩子的沟通能力、团队协作能力，让孩子懂得"协作"的重要性。

两种项目各有优势，为了让孩子能够各取所长，家长可以鼓励孩子既去做一些单人项目运动，也要投入到集体项目的运动中。

错误运动的第三个特点是"拒绝接触"。

有些项目是避免不了身体接触的，比如足球、篮球等。有些家长特别害怕这类项目，生怕孩子会在对抗中受伤。事实上，有身体接触的项目，往往能够激发孩子的拼搏精神和竞争精神，对于孩子的心理建设是很好处的。所以，在做好运动保护的前提下，鼓励孩子去进行一些有身体接触的运动项目，是很有必要的。

错误运动的第四个特点是"无视年龄"。

现在很多运动项目都非常商业化，有些商家为了招揽更多客户，经常会鼓动家长带着孩子去参加一些"超年龄"的运动。比如一个孩子才四五岁，家长就带着他去上足球班，这其实就属于"无视年龄"的胡乱运动。因为孩子的骨骼还没有完全定型，而足球又是一种非常"偏科"的运动，在进行足球训练和比赛的时候，经常需要双脚呈"内八字形"带

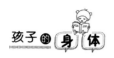

球，很容易造成孩子以后在生活中也变成"内八字"。我们可以去观察一下那些从小练球的职业球员，有很多人都有这方面的倾向，所以，假如我们不打算让孩子成为职业的足球运动员，就不要太早地让孩子投入到该项目的系统性训练中。

孩子做运动，一定要量力而行，切不能拔苗助长。而且，对于家长而言，带领孩子运动的时候，不要有太多功利的想法，不要总想着"出成绩""专业化"，我们要让运动成为孩子的兴趣，而不是总想着把某个项目变成孩子的"特长"。而且，家长还要明白，如果长期让孩子从事某一种特定的运动，会产生很多负面的作用。俄亥俄州立大学通过研究发现：过早地从事单一专业训练的儿童，成年后不参加任何体育活动的概率更高。因为单一的、专业化的运动训练是非常枯燥的，不满12岁的孩子并不具备将注意力长期集中在某一点上的能力，如果家长太功利的话，反而会毁掉孩子的运动热情。

事实上，只要你遵循客观规律，培养孩子的运动习惯，他们在运动中自然会有所收获。相反，如果家长太过急切，不仅可能会毁了孩子对运动的热情，甚至会造成身体的畸形发育，到时候就得不偿失了。

以上是关于错误运动的四大特点，如果总结起来的话，其实家长只需要记住四句话就可以了：一来不要单一运动，二来个人项目与集体项目两结合，三来身体对抗不要怕，四来莫让孩子超龄运动。只要记住了这四句话，我们就可以给孩子科学、合理地安排运动项目了。

05/ 锻炼身体、促进神经发育
……运动还能给孩子更多

体育运动，如果你仅仅把他当成一个锻炼身体的手段，未免看小了它。尤其是对于孩子来讲，体育运动能带给他的还有更多。

我把儿童的体育运动大体上分为三类——精细动作运动、大动作运动和竞技体育运动。

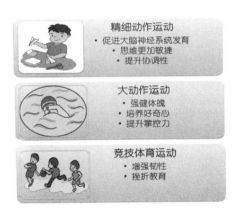

图5-2 儿童的体育运动类别

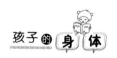

　　孩子做精细动作运动的时候，可以理解成"张飞绣花"，张飞五大三粗很笨拙，孩子虽然细胳膊细腿儿，但是他们小的时候也很笨拙。越是笨拙，就越要进行一些精细动作的训练，如拿筷子、做手工等等。通过精细动作的训练，可以让孩子拥有一双巧手，对他以后的生活很有帮助。

　　而且，精细动作锻炼的不只是孩子的双手。对于孩子来讲，当他们做精细动作的时候，大脑神经系统也在同时发育，他们的思维会变得更加敏捷，协调性会越来越好。

　　除了生理上的"进化"之外，精细动作还可以培养孩子的自信。因为一个孩子的精细动作做得越好，就意味着他在生活中自理能力越强，他能够在不断地"自我实现"中获得和累积自信。在过去十几年中，美国有大量研究发现，幼儿精细运动能力和入学后的学习成绩（尤其是阅读和数学）有紧密联系，那些精细运动能力强的孩子大脑神经发育更充分，对于自己更加自信。

　　所谓大动作，则偏向大型肌肉群的锻炼，从爬行到站立走路、跑跳，更关注四肢协调性乃至心肺能力。通过大动作训练，可以让孩子拥有更加强健的体魄。与此同时，大动作的训练，意味着孩子在不断地拓展自己的"人生边际"，他们会因此获得更多好奇心和掌控力。

　　在很多家长心目中，以上两种"动作"，就涵盖了运动和体育的全部，但在我看来，竞技体育是孩子们需要掌握的第三种体育技能。因为相较于前两种运动模式，竞技体育可以给孩子提供一种新的教育——挫折教育。

竞技体育，是人与人的竞争，是团队与团队的竞争，因此，它在带给孩子成功体验的同时，也一定会让孩子感受到对抗和失败。这两种东西听起来有点不太美妙，但实际上他是我们人生中必须要经历和面对的旋律，越早面对，孩子的"韧性"就越强。那些从小一路顺风顺水长起来的孩子，长大之后才突然遭遇了对抗和失败的话，就可能会无法承受。

一位教育系统工作的朋友告诉我："新冠疫情期间，学生放假三个月，我们学区有好几个孩子跳楼了。"

"为什么跳楼？"我问他。

朋友回答说："大部分是高三学生，快要高考了，家长很着急，但是学校又不开学，孩子们缺乏自我管理的能力，于是那些之前对孩子百依百顺的家长们，不得已采取了一些强制手段，督促他们的学习。亲子矛盾由此诞生，孩子想不开就自杀了。"

这样的消息总是让人心痛，青春鲜活的生命陨落了，几代人的幸福崩塌了，而一切悲剧的起因，仅仅是因为外人看起来的亲子冲突而已，孩子们为什么就这么脆弱？

就此问题，中国人民公安大学李玫瑾教授给出过答案。她也注意到，孩子们自杀、自残的现象在今天是很多见的。

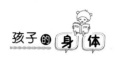

孩子的身体

李玫瑾教授说："这是因为现在的孩子们缺乏挫折教育，所以没有忍受挫折的忍耐力。"

怎么解决这个问题？李玫瑾教授给出了答案——通过对抗性、大消耗的运动，来给孩子补足"挫折教育"这一课。李玫瑾说："意志力不是靠智力培养出来的，而是靠体力培养出来的。"

在我看来，竞技体育不仅给孩子提供了一个消耗体力、提升意志的渠道，还给了他们另外一个生活中所缺少的东西——"反派"。

现在我们的生活好了，孩子们在顺境中长大，身边都是和自己站在同一阵营，给自己提供帮助的"正面人物"，很少有大反派的存在。

在孩子的生活中，从来没有出现过这么一个"大反派"的后果是什么？就是孩子觉得没有人可以违逆他，他的一切要求你必须要满足！今天不满足有明天，明天不满足有后天；爸爸不满足有妈妈，妈妈不满足还有爷爷、奶奶、姥姥、姥爷……因为生活中没有反派，所以如今的孩子大多比较任性、冲动。

当然，大部分家长不会觉得自己的孩子有这方面的问题，确实也并不是所有孩子都是如此。但如果你曾经从事教育工作，与数以百计、千计的孩子有过深入互动，那么你就会知道，以上的结论并非危言耸听。

人生最初的一段路走得太顺，没有反派挡住过去路，对于孩子来讲，其实不是一件好事。因为你我都清楚，反派早晚一天会出现的，而且往往他出现的时间越晚，面目便越显"狰狞"。从未曾遇见过反派的孩子们，将来有一天，需要他直面人生障碍的时候，他有准备吗？他能应对吗？恐怕一切都是未知数。

所以我们不如让反派早一天出现，并且出现在一个相对公平的竞争环境中，竞技体育为我们的孩子提供了这样一个环境。在竞技中，你必须要竭尽所能战胜对方，对方也是如此，双方不会留有情面，对于孩子们来讲，彼此互为"反派"。这个时候，孩子们发现自己再也无法通过"孩子"这个身份来呼风唤雨了，而是必须要通过公平的较量才能赢得自己想要的东西。对于他们来讲，如此经历，会重塑他们对于世界、对于自我、对于自己身体能力的认识。

你去观察那些刚开始投入到竞技体育中的孩子们，最初踏上赛场，他们大多感到怯懦、犹豫、不知所措，如果遭遇失败，他们大多就会沮丧、灰心、不情不愿。但是随着比赛的继续，你会发现，孩子们变了，他们不仅更加勇敢，也更能直面竞争和失败。

更加关键的是，由于竞技体育的输赢都是显而易见的，所以通过参与竞技体育，可以给孩子一个"及时反馈"。这种反馈机制，可以让孩子对眼下所做的事情充满专注力、充

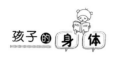

满激情，孩子的主观能动性，因此被充分调动。除了及时反馈之外，竞技体育还提供一个"延时反馈"——为了在日后的比赛中夺取胜利，孩子必须要投入眼下看来枯燥、累人的训练中，当他们在赛场下训练的时候，并不是为了眼前的快乐，而是为了日后获得胜利享受更大的快乐。这种延时反馈的机制，就可以让孩子具备更强自制力和毅力。

两种反馈机制结合，就使得我们的孩子既掌握了面对眼前失败的心智，也拥有了通过自身努力去争取长远胜利的愿景，这对于孩子的成长，是一个非常宝贵的心理财富。

第六章
儿童的身体与心理，
从来都是一个整体

　　越来越多的科学研究证明，身体与内心之间的联系比我们想象中更加紧密，对于孩子而言，心理和身体呈现出一种动态的相互作用。所以，今天我们不再把儿童心理上的健康视为一个孤立的存在，在帮助孩子树立健康心理的时候，要考虑到他的身体在其中所发挥的作用。所以，家长在养育孩子的时候，一定要树立起"身心合一"的概念。

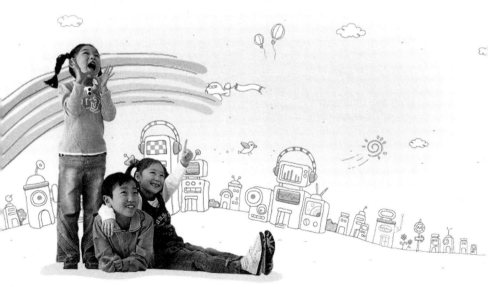

温德尔·约翰逊口吃实验——
身体缺陷被放大就会成为心理障碍

温德尔·约翰逊口吃实验，是美国艾奥瓦大学的语言学博士温德尔·约翰逊主导的一项心理学实验，实验的目的是探寻"人为什么会变成结巴"的原因。这个实验相当成功，但是多年之后，人们将这一实验称作为"邪恶实验"，因为它毁了很多人的一生。

时间回到20世纪，当时，在美国口吃的人很多，据统计，当时有1%的人有口吃现象。

语言学博士温德尔·约翰逊自己也曾经是一个严重的口吃者，正因如此，他希望找到口吃的原因，以及治疗口吃的方法。

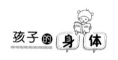

　　经过多年的研究，温德尔·约翰逊得出了一个结论：人之所以口吃，是因为受到了外界的影响，说话的环境越紧张，他人对你的语言能力评价越低，就越容易造成口吃。

　　温德尔·约翰逊的这个发现，是他多年钻研的结果，但是毕竟这个理论仅仅是通过归纳和总结得来的，它到底是对是错，谁又知道呢？

　　为了证明自己的正确性，温德尔·约翰逊决定做个实验。

　　1938年，他来到了艾奥瓦州的一个偏远地区，这一地区有一家孤儿院，里面有五六百名孤儿。温德尔·约翰逊在获得了孤儿院的许可之后，开始在这些孩子们身上做关于口吃的实验。

　　有22名孤儿在温德尔·约翰逊的带领之下，离开了孤儿院，来到了艾奥瓦大学的实验室。在那里，温德尔·约翰逊和他的助手、硕士生玛丽一起，开始了他们的口吃实验。

　　22名孤儿中，有10名患有口吃的孩子。

　　温德尔·约翰逊把孩子随机分成了两组，他对一组孩子说："你们的语言能力是正常的，不要担心，口吃问题很快就会自动痊愈。"对另外一组孩子说："你们有严重的口吃毛病，很难扭转了。"

　　另外12个正常的孩子也被分成了两组，他也对两组孩子说了同样的话，告诉其中一组孩子有口吃的毛病，告诉另外一组孩子语言能力是正常的。

实验从当年的1月持续到了当年的5月，在这5个月时间里，玛丽只做了一件事情——不断地引导和暗示那些被认为有口吃的孩子"你们有严重的言语障碍"。

她经常会对孩子说："你的语言存在问题，必须要想办法纠正。"或者说："你们如果觉得自己表达有问题，就干脆别说话了。"

他还会带领其他孩子一起"围观"有口吃的孩子："你们看到了吗？他又口吃了！"

有些孩子原本不口吃，但是玛丽会在他们说话的时候打断他们，告诉孩子："你看，你又口吃了，你一定要注意啊！"

经过一段时间的实验，玛丽发现，原本没有口吃的孩子，在她的"教导"之下，说话也变得磕磕巴巴的。这些孩子害怕说话，每次说话的时候，都显得神情无比紧张，小心翼翼地吐字发音，但越是这样，他们就越容易口吃。于是，这些孩子到最后干脆不说话了。

这些口吃的孩子，还受到了其他正常孩子的嘲讽和欺凌，于是，他们的情绪开始崩溃，甚至产生了自闭倾向。

最终的实验结果是，那些被认为口吃的孩子，不管他

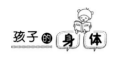

孩子_的身体

们原本就是口吃者还是正常人，到最后都真的出现了严重的口吃。

实验进行到这个地步，玛丽开始不安起来，她意识到：自己可能改变了孩子的一生。于是，她多次向温德尔·约翰逊提出申请，要求终止实验，但是被对方拒绝了。因此，那些孩子在艾奥瓦大学的实验室里，度过了人生中最为黑暗的5个月。

被实验的孩子中，有一个小女孩也叫玛丽，当时12岁。她原本是一个伶牙俐齿、品学兼优的小姑娘，但是经过这次实验，她成了一个严重的口吃者。后来，无论她走到什么地方，都会被视为异类。她的学习成绩一落千丈，自信心也完全崩溃了。

直到62年后，74岁的玛丽才知道，原来当年的那位"玛丽阿姨"是自己终生口吃的罪魁祸首，她感到非常愤怒，寄了一封给玛丽，信中说：

你毁了我的一生，我也许会成为科学家、艺术家或总统。但是现在，我只是一个结巴，一个一生都被人看不起的结巴……你为什么要挑选我们这些孤儿做实验？我们的命运已经够悲惨了。

60多年后的2001年，艾奥瓦大学出面，为当年的这次实验道歉。2007年，艾奥瓦州为那6名孤儿支付了925000美元的赔偿金。但是，这些人的一生都因为这次实验永远地改变，这种损失，又可以拿什么去衡量呢？

回顾这个邪恶实验，我们能够发现一个事实——孩子的生理和心理从来都是一个整体，生理状态会影响他们的心理状态，而心理状态也会影响到他们的生理状态。例如：口吃是一种生理反应，但是通过影响他们的心理状态，可以让原本没有这种生理反应的孩子，也出现该反应。反过来讲，这种生理反应或者说生理缺陷，最后也会影响到孩子的心理状态——一个原本伶牙俐齿、品学兼优的孩子，因为出现了口吃这种生理反应，再加上别人的刻意打压和无情嘲讽，她的心理状态就发生了翻天覆地的变化，从自信满满到自卑自弃，皆是"口吃"这个小小的生理反应引起的。

所以，我们的家长应该明白，保护好孩子身体，给他们一个健康的成长空间，就等于给了孩子一个心理上可以依靠的港湾；反之，只有心理健康的孩子，他们的身体才能真正健康，压力、焦虑、过度悲伤、抑郁等负面情绪，不仅仅在摧毁孩子的心态，也会对他们的身体健康造成威胁。

身心不二，是关于孩子健康成长的最重要的真相之一。

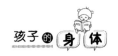

01/ 情商训练，与身体历练一起完成

情商和身体有没有关系？当然是有的，尤其是对于用肢体语言来表达情绪的孩子而言，身体是他们接收感情、表达感情的一个重要载体，所以，培养孩子的情商，首先应该从"身体控制"做起。

情商究竟是什么？很多人认为，"少年老成"的孩子就是情商高，反之，天真烂漫的孩子就是情商不高。这显然是不对的，人的任何一种能力，都不应该建立在违背人性的基础之上。孩子正是天真烂漫的年龄，家长没有必要违背他们的天性，让孩子过早地投入人情世故的训练中。

真正需要孩子掌握的情商，其实包括了三个方面的内容：一是能够正确地认识自己的情绪；二是能够发现自己的情绪变化；三是能够归纳情绪产生的原因。说到底，情商就是对自身以及他人情绪的准确识别。在孩子小的时候，他们的情绪是"自由"的，高兴就笑，悲伤就哭，情绪的转化非常快。至于"什么事情值得高兴？什么事情值得悲伤？自己的情绪应该如何控制？"等等问题，孩子们是不会多想的，也没必要多想。但是当孩子到了5岁以后，家长有必要带领着孩子一起，去认识情绪、尝试着控制情绪了，这对于他们融入集体、待人接物都有莫大的好处。

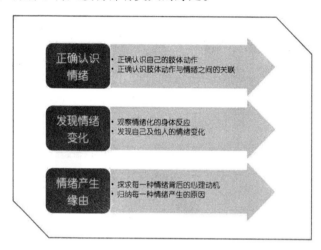

正确认识
情绪
• 正确认识自己的肢体动作
• 正确认识肢体动作与情绪之间的关联

发现情绪
变化
• 观察情绪化的身体反应
• 发现自己及他人的情绪变化

情绪产生
缘由
• 探求每一种情绪背后的心理动机
• 归纳每一种情绪产生的原因

图6-1 孩子情商训练的三大内容

大人的情绪在脑子里，喜怒不形于色是大人的成熟，"不形于肢体"更是大人们在表达情绪时的一个基本社交要求，那些一有情绪就手舞足蹈、肢体失控的成年人，往往会被认为是不成熟的。但是孩子没有这方面的约束力，肢体动作是他们情绪表达的一个重要窗口。

所以，想要让孩子正确认识自己的情绪，首先要让他们正确地认识自己的肢体动作。比如，孩子不高兴的时候会哭，但是很多孩子在哭这件事情上是比较失控的——极度悲伤的时候他们会号啕大哭，遇到一点点小挫折也可能会号啕

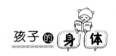

大哭。发展到最后，有些孩子在得不到想要的玩具时，也会哇哇大哭，甚至会撒泼打滚地哭。这就是因为孩子对于自己的情绪没有足够的认识，所以一旦稍微有点情绪，他们就会"不自觉"地把情绪放大化，并最终表现在身体动作上。对于类似的情况，家长一定要给予"纠正"，当孩子因为一件小事就表现出剧烈的身体动作之后，家长不要被他们的"大动作"吓倒，而是要以冷静的态度去回应孩子，告诉他们："你要学会控制自己的身体动作，不要总是遇到一点小事就手舞足蹈的。"一次两次或许孩子不会发生改变，但是时间长了，他们就会逐渐收敛自己的动作。这时候你会发现，孩子不仅行为上更加得体了，他们的情绪控制能力也更强了。

心理学认为，肢体动作对情绪有"唤醒功能"，也就是说，一个人的肢体动作越激烈，他们的情绪就会越激烈。不仅孩子是如此，大人也是一样的。家长们现在可以做一个实验：假如你现在心情很平静，那么你可以尝试着笑10秒钟，10秒钟过后，你的心里是否会感受到一丝愉悦？或者你可以将眉头举起、聚拢，同时把嘴撅起来，维持几秒钟之后，你是不是感受到了一缕忧伤？相信大部分人的答案都是肯定的。

家长应该知道，对于孩子来讲，他们的肢体动作和心理情绪的联系是更加紧密的。家长尝试去教会孩子用正确的肢体动作表达相应的情绪，是非常有必要的。例如：轻度悲伤的时候，要引导孩子别去有大动作；相反，如果孩子极度悲伤的时候，也不要让孩子憋着。当孩子学会用肢体动作去配套自己的真实情绪之后，不仅会对自身的情绪类型有更加明确的认识，也能够防止他们因为肢体带动情绪而导致的情绪极端化，对于他们控制自身情绪也是有帮助的。

提高孩子情商的第二个要点是，帮助孩子"发现"自己及他人的情绪变化。

对于年龄比较小的孩子，让他们认识"大动作"与情绪的关系就足够。如果孩子年龄比较大了，到了需要真切体察他人情绪的年龄段，那么家长可以尝试着告诉他们一些关于微表情的一些知识，这可以帮助他们认识到自己及他们的情绪变化。

心理学上有一个"詹姆斯·兰格理论"，该理论认为，人在产生某种情绪之前，首先做出反应的是人的身体。因此，可以通过观察身体的反应，来"预知"情绪的变化。在教育孩子的过程中，我们可以把一些基本的情绪化身体反应告诉他们。例如，人在恐惧的时候，身体会出现短暂的僵硬，这叫作"冻结反应"。这一点在孩子身上表现得最为明显，例如孩子在大街上遇到了一只大狼狗，他很恐惧，但是他不会马上哭出来，而是会首先一动不动地站在原地，好像僵住了一样，过了一会儿，孩子才会哇哇大哭，这就是典型的恐惧冻结反应。家长在察觉到孩子出现了这种反应之后，

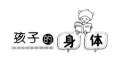

可以马上去安抚他们，告诉他们不要怕，然后可以告诉孩子："当我们感到恐惧的时候，身体就会僵硬起来，我们的身体恢复正常了，也意味着恐惧解除了，所以你不要对自己的这种身体感应感到害怕，不要自己吓到自己。"在明白了这个道理之后，孩子就能够"观察"自己的情绪反应了，在遇到一些特殊情况的时候，他们的恐惧情绪也不会被自己的身体反应所"放大"了。

"领地反应"也是孩子们经常表现出来的一种心理反应。在自己熟悉或者可以让他们感到舒服的地方，孩子们的身体就会很放松；到了陌生或者令人感到不适的地方，孩子就会显得手足无措。家长可以把这一点告诉孩子："如果你感觉你的身体很放松，那么证明你喜欢这个地方；如果你感觉很不自在，不是因为别的事情，只是因为你觉得这个地方很陌生，没有安全感，我们不要怕，只要努力去适应环境，或者离开这个地方就好了。"孩子明白了这一点之后，他们到了一些不太喜欢的环境中，就能够马上体察到自己的负面情绪，也可以很明确地知道自己情绪的来由，从而避免了懵懂情绪被不断放大的可能性。

类似于冻结反应和领地效应的情绪化身体反应其实还有很多，在此就不一一列举了。家长可以在生活中自己总结、学习一下相关的知识，然后把它们传授给自己的孩子。事实上，孩子们自己也在不断地积累这方面的能力，只不过如果家长能够把经验变成系统的知识，然后传授给他们的话，会起到事半功倍的效果。

提高孩子情商的第三个要点，在于帮助孩子正确地总结情绪产生的原因。

家长有必要引导孩子去探求每一种情绪背后的心理动机。比如孩子感到愤怒的时候，家长可以问一问他们："你是不是感觉自己的想法没有得到重视啊？"如果孩子点头，那么家长可以接着说："自己的想法得不到别人的重视，就会感觉到愤怒，这是很正常的，但是我们也应该思考一下，自己的想法是不是正确的，你明白吗？"

再如，当孩子感到羞愧的时候，家长可以问孩子："你是不是事后也觉得这件事情做得不对？"孩子给予了肯定的答复之后，家长可以对孩子说："其实每个人都会做错事，自己知道事情做得不好，就会感到羞愧，这都是很正常的情绪，不过它是一种不好的情绪。为了不让自己产生这种情绪，下次我们做事情的时候提前想一想后果，就可以减少我们羞愧的次数了，你懂了吗？"

通过对情绪起因的分析和引导性的探索，家长可以帮助孩子学会总结情绪的起因，这对于孩子更加理性地对待人和事有很大的帮助。

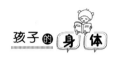

02/ 身动，心也动

身体是灵魂的载体，二者密切相关，彼此影响。当我们的身体机能发生变化的时候，我们的心理也在同步变化，孩子更是如此，他们的身体和心理，从来都是一个整体。

在孩子还小的时候，身体的运动会对他们的心理发展产生一定的刺激作用，尤其是对智力方面的促进，作用非常明显。而且，当孩子处在运动中的时候，他们的认知水平、情感状态、意志品质也在同步发展。所以，身体的运动，不仅从根本上促进了大脑器官的发育，也在影响着孩子们的"世界观"。

日裔科学家加贺秀夫的一项研究表明：孩子越小，他们的身体运动和心理发育关系越密切，随着年龄的增长，心理发展与身体运动会逐渐分化，二者之间的关系变得越来越"疏远"。因此，家长们一定要明白一个事实：如果我们试图通过"劳其筋骨"来"锻炼其心智"，那么就要趁着孩子还小的时候去做这件事情。

在孩子小的时候，通过一些体力上的消耗，可以让孩子们获得意志、品行方面的磨炼，而当我们的孩子逐渐长大了之后，体力上的磨炼，已经不足以有效地塑造他们的意志品质了。

所谓体力上的磨炼，指的是在科学运动的前提下，让孩子通过运动，获得健康的身体，体会体力消耗时的人体感受。

要知道，健康的身体，尤其是功能健全、机能完善的中枢神经系统、心肺系统和感觉器官，是智力发展的物质前提。只有孩子的心脏功能健全、血液循环正常、大脑供氧充足的时候，他们的大脑神经系统才能拥有比较高的工作效率，这为他们的智力发育提供了前提。

孩子的中枢神经和身体各部分鸡头的末端神经是相互连通的，当我们的身体在运动的时候，大脑会源源不断地通过中枢神经向末端神经发送指令，与此同时，末端神经也会给大脑的中枢神经一次"刺激"，让中枢神经变得更加"敏锐、兴奋"。所以，肌肉的运动虽然是被大脑所支配的，但它也在反过来影响大脑的机能。许多的实验研究已经证明，让孩子从小进行一些肌肉上的训练，可以激活他们大脑中原本不太活跃的一些区域，孩子会因此变得更加聪明。

以上我们主要描述了身体机能与"智力水平"的关系，家长还应该意识到：拥有一个好身体，不仅仅对孩子的智力有帮助，同时也能够帮助孩子形成"自我意识"。

在孩子的身体不断健康成长的同时，他们的"自我感受"会越来越激烈。一个嗷嗷待哺的婴儿，他们的身体机能

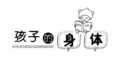

还很弱，吃喝拉撒都需要别人照顾，这个时候，他是以一个"依附者"的身份存在的，所以，在婴儿的内心中："他人"的存在，甚至比"我"的存在更重要，因为离开了"他人"，"我"将陷入困境和恐惧中。但是随着孩子不断地成长，他们的身体变得越来越强大，他们开始具备了主动操控自己身体的能力，也具备了一定的生存技巧，这个时候，他们心中的那个"我"，逐渐变得"高大"起来，他们的自我意识开始一点点变得强烈。所以，我们经常可以看到很多孩子和家长闹了矛盾之后，会选择"离家出走"，从行为上讲，这当然是很危险的、值得警惕的。但是从心理出发点来讲，这一行为，恰恰代表着他们对自己的身体有了一些自信，认为自己能够应对"外部世界"的挑战了，他们的自我意识开始崛起！这样的孩子，一般来讲是比较自信的。

在孩子成长的过程中，家长应该帮助孩子建立"身体自信"，去鼓励他们完成一些力所能及的身体动作，去为他们的"身体操控"喝彩，通过建立身体自信，可以让孩子树立起心理上的自信，增强他们的自我意识。而心理上更加自信、自我意识更强的孩子，长大之后会更加独立、更有上进心。

家长们可能会非常关心另外一个问题：不同的孩子有不同的身体条件，那么不同的身体条件，会不会导致孩子们的性格特点也出现差异呢？

答案是肯定的，日本专家曾对幼儿的性格与运动能力的关系进行了较为详细的研究，他们发现：平衡性和柔软性对于孩子的性格影响不大。肌肉耐力、爆发力和协调性与孩子的性格密切相关——协调性好的孩子，他们的性格大多数比较从容、自信；肌肉耐力强的孩子，一般来讲都属于意志比较坚强，做任何事情都能坚持到底的性格。而爆发力强的孩子，一般来讲性格比较果断、判断力也比较强。

总而言之，对于大多数孩子而言，他们有了什么样的身体，遇到问题时，就会采取什么样的处理方式，日子久了之后，就会发展出相应的性格特点。一个身体健康、强壮的孩子，总能够在相关的竞赛、游戏、运动项目中取得胜利，他们自然会变得越来越自信，但与此同时，家长要注意孩子产生"一切问题都以蛮力解决"的心理倾向；一个从小身体比较弱的孩子，在"角力"中总是处于下风，可能会挫伤他们的自信，所以家长应该更加注意培养他们的自信心。不过，这类孩子一般来讲比较善于"想办法、用巧劲儿"，也未尝不是一件好事。

不管是哪种身体类型，家长都有责任帮助孩子不断提高他的身体强度，促进他们的健康发育，通过身体机能的发展去带动他们的智力发育和性格养成，可以起到事半功倍的效果。

而且，当家长和孩子一起去运动、锻炼的时候，也能够

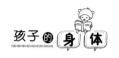

让孩子更加快乐。当孩子们锻炼身体的时候，一方面他们要经历一些身体上的"煎熬"，但另一方面，大脑也会不断分泌能够让孩子快乐起来的"多巴胺"，来奖励这种"正确的行为"。而且，越是经常锻炼的人，大脑分泌的多巴胺就会越多。所以，那些不好动的孩子，当家长带着他们投入到规律的运动中之后，一开始他们可能会有点痛苦，但是一旦养成了习惯，孩子就能从中感受到快乐。

现在的孩子们普遍存在能量摄入超标的问题，通过身体的运动，可以消耗多余的能量，让孩子感到更加"轻松、自在"，他们的身体也会变得更加"美好"，这些变化都能够给孩子带来良好的情绪体验，让他们更加活泼、开朗、积极、充满信心。

03/ 儿童自残行为背后的"身心迷失"

儿童的自残行为少见吗？一点都不少。据统计，全世界有14%到56%的儿童，曾经有过自残行为。在我国，有超过20%左右的儿童，曾经发生过自残行为，其中女孩子产生自残行为的概率甚至要高于男孩子，达到了22%。

通过这些数据，我们可以知道，孩子的"自残"行为其实要比想象中普遍的多。或许很多家长非常想不通：现在生活条件这么好，孩子的各种需求大多数都可以满足，他们为什么还要用自残这种极端手段来折磨自己呢？

事实上，儿童自残背后的心理因素是多方面的，总的来说，可以归纳为以下几个原因：

第一，用肢体痛苦去覆盖内心痛苦。

孩子有没有痛苦？当然是有的。关键的问题在于，他们痛苦的程度有多深？在外人看来，孩子的痛苦是"浅薄的""渺小的""暂时的"，他们会认为：孩子们所遇到的挫折，在漫长人生中根本不算什么。但人们是否想过，对于孩子来讲，他当下所面对的事物，在他当下的人生里是无比重要的。孩子会因为一件小小的玩具而感到无比幸福，相反，他们也会因为一件小事而感到极大的痛苦。我们不能用大人的价值观，去衡量孩子世界中的大或小、轻或重。

所以，大人眼里的尘埃，落到孩子头上可能就是一块巨石，如果家长不能洞悉孩子的真实感受，就无法理解他们的痛苦。当孩子痛苦不被理解，他们又缺乏改变环境、适应环境的能力时，有些孩子就会用自残的方式，通过制造身体上的痛苦，来覆盖心灵上的痛苦。

某个孩子一旦出现了以自残身体来消解内心痛苦的行为，那么就必须要引起家长、学校等相关方面的高度重视，因为根据教育实践的经验来看，儿童自残如果不加以及早干涉，往往会形成连续的、不断升级的自残行为。

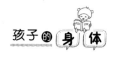

孩子的身体

　　有的孩子一开始会用头撞墙的方式来自残，过了一段时间，就发展成用小刀划手臂的方式自残，再过一段时间，就开始用香烟在身体上烫伤疤。这样的伤疤是无法痊愈的，会给他们的身体造成永久性的伤害，同时也给他们的心理留下了可能一生都无法愈合的伤口。作为家长，如果发现孩子有任何程度自残的倾向，都一定要第一时间给予关注，如果有必要的话，可以带孩子到专业机构进行心理疏导。

　　儿童自残的第二个原因，可能是因为他们想要引起关注。

　　在实际的教育工作中发现，那些在家庭里得不到有效陪伴，在学校里被孤立，或者遭遇了霸凌的孩子，更有可能出现自残行为。而他们的这种行为，主要是为了向外界传递自己的"存在感"。

　　存在感是人的重要需求，贾姆士说过一句话："在人类的天性中，渴求为人所重视。"这是一种人类与生俱来的"饥渴"，来自寻求自重感的欲望，也是人类和动物的重要差别。如果孩子的存在感得不到满足，他们就会采取一些极端措施，来引起别人的注意，自残就是一种手段。很多成年人可能难以理解，在某些情况下，当孩子产生自残行为的时候，其实是在对周围的人说："我和别人不一样，你们快来关注我。"

　　儿童自残的第三个也是最可怕的原因是——他们在做自

杀训练。

据统计，那些试图自杀的未成年人，有70%以上曾经有过自残行为。他们之所以会在自杀之前自残，是因为他们希望通过这种方法，来做"自杀演习"。所以，我们可以将自残行为视为自杀倾向的一个预警，一旦发现类似行为，一定要引起高度的重视，并分辨该行为的真正出发点。

当家长发现了孩子的自残行为之后，应该怎么办？

大多数家长一定会马上给孩子"讲道理"，他们会说一些类似于"要爱惜自己的身体、不要采取极端措施""要是你有个三长两短，爸爸妈妈可怎么活"之类的话。

家长希望通过语言来说服孩子，让他们放弃自残的念头，效果往往不会太好，有时甚至会产生相反的作用。因为类似的说教，会让孩子觉得："我都这么痛苦了，你还是不关心我的真实想法，还在说那些平日里早就听过无数次的话。"当孩子觉得家长没办法和自己的内心进行沟通的时候，他们会更加失望，并且彻底关闭内心的大门。所以，当家长发现孩子有了自残的倾向或者现象时，一定要科学应对，按照以下三个步骤和孩子进行沟通：

首先，家长要竭尽全力去感受孩子内心的痛苦。

在发现孩子有了自残倾向或现象之后，家长不要对他们的具体动机妄加猜测，我们只需要明白一件事情就够了——孩子现在很痛苦。大多数情况下，若不是内心极度痛苦，人

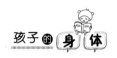

是不会有此极端行为的。

我们不要急着了解他们的痛苦，而是要去及时感受他们的痛苦，我们可以握着孩子的手，静静地陪着他，让他们知道：爸爸妈妈能够理解你的痛苦，并且能够和你一起共同面对痛苦。这样做，也能为下一步处理做好铺垫。

其次，了解真相。

当孩子感受到你的重视和理解之后，你就可以去询问孩子究竟发生了什么、遇到了什么挫折。这个时候孩子很有可能还是不愿意说，没关系，家长不要着急，给他们一点时间，你可以告诉孩子："如果你现在不愿意说出来的话，爸爸妈妈尊重你的选择，但是无论如何你要知道，爸爸妈妈始终会和你站在一边。"通过强有力的支持和保证，孩子会逐渐打开心扉，他们会在合适的时候告诉你事情的真相。此时，家长一定要记住，孩子在讲述事情的来龙去脉时，无论如何都不要打断他们，适时地插上一两句理解、支持、保证的话就够了。毕竟，现在对于家长而言最重要的事情，不是分辨是非曲直，而是安抚孩子的情绪。

最后，让孩子有所依靠。

在现实生活中，大多数出现自伤、自虐行为的孩子，都属于情感内敛，胆怯内向的类型。在进入了群体生活之后，他们常常会感到自己无所依靠，所以，家长要想杜绝孩子再次发生自伤、自残的行为，就要赋予他们依靠感，让他们觉得自己其实不需要面对生活中所有的"难"。

家长可能会想：我明明已经给了孩子最大的支持，他们怎么会"难"呢？事实上，孩子的难，主要难在无人倾诉、不被理解。例如，孩子在学校里发生了什么事情，一开始的时候他们回家会说给父母听。但是有的父母会怎么回应呢？他们会说："这都不算事儿""一点小事而已，过去就过去了"……还是那句话，你以为是一粒尘土，可落到孩子头上可能是一块巨石，如果你总是以对待尘土的态度，去看待落在孩子头上的巨石，他们就会感觉自己的内心想法得不到重视，感觉家长不能体会自己的心情，因而产生无所依靠的心态。

所以，家长最好不要等待孩子有了一些不理性的行为之后，才学会去重视他们的小心思、小感受。在平时的生活里，我们不要对孩子的情绪和感受有轻视之心，要学着站在他们的视角下，去看待发生在他们身上的一些"重大事件"，唯有如此，你才能真正感受到——孩子的生活中，其实也充满了不如意、不圆满，才能真正对孩子内心的痛苦感同身受。

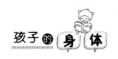

04/ 肠子，是孩子第二重要的 "心理器官"

提起儿童心理疾病，自闭症可能是最让人谈之色变的一种疾病。这是因为，近些年在全球许多国家，自闭症的发病率都呈上升趋势。据估计，全国儿童自闭症的数量是可能将近有两百万人。几十年前，儿童自闭症的发病率约为万分之一，但是现在已经增长到了百分之一。有些国家的儿童自闭症发病率甚至高达百分之三。

而且，有一个非常奇怪的现象是，越是发达国家，自闭症的发病率越高。以美国为例， 2010年的时候美国人做过一项关于儿童自闭症的统计，统计结果显示——美国8岁左右的儿童，每68人就有一人患有自闭症。而到了2013年，这个数据变成了每50个孩子中就有一人，增长的趋势非常明显。

自闭症以男孩居多，男孩患自闭症的概率是女性的4—5倍。更让人不可思议的是，家庭条件越好，父母的文化程度、收入水平越高，患自闭症的概率也越高。偏理工科背景的家庭，孩子患自闭症的概率比一般家庭更高。至于为什么会出现如此现象，现在还没有定论。但是关于儿童自闭症的起因，医学界已经有了一定的认识。其中的一个原因或许会让很多人感到意外——儿童的肠道健康，与自闭症有着密切的关系。

近些年来，医学界发现，自闭症虽然是一种心理性的疾病，但是它的"病灶"可能在肠子里。2016年，美国贝勒医学院的马特里教授在权威杂志《细胞》发文，文中称：他发现怀孕母鼠如果吃的食物脂肪含量太高，会改变后代小鼠的肠道微生物种群，这些小老鼠出现类似于抑郁状况的概率更高。

2017年，美国加州大学洛杉矶分校的萧教授更是明确指出：肠道微生物失调，与自闭症的发展和症状直接相关。

2018年，加州大学戴维斯分校的阿什伍德教授更是发现，患有自闭症的儿童，其肠道验证水平要明显高于其他孩子，而且其肠道微生物种群发生了非常明显的变化。这为"肠道健康与自闭症密切相关"理论提供了有利的证明。

肠道和自闭症有关系，这可能出乎很多人意料。事实上，肠道这个器官，不仅仅是消化器官，也可以视作为人的"第二大脑"。近些年来，关于"脑肠轴"的研究开始越来越深入，人们发现肠道健康与人类的情绪反应密切相关，许多原本认为是"大脑病"的疾病，如帕金森等，与肠道健康也有着千丝万缕的联系。

科学家曾经做过一个实验，他们找来了两只性格迥异的

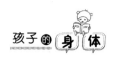

老鼠，一只老鼠的冒险精神特别突出，另外一只老鼠的胆子非常小。科学家们把两只老鼠放到了一个高台上，那只爱冒险的老鼠二话不说，纵身一跃逃离了困境。而那只胆子小的老鼠，则显得犹犹豫豫，过了半天才跳下去。

科学家们用医学手段将两只老鼠的肠道菌群做了置换。然后再次把他们放到了高台上，此时，之前那个勇敢的老鼠变得胆小起来，而胆小的老鼠似乎突然间充满了勇气，一下子就跳了下去。因此，科学家认为，肠道内菌群环境可能会影响生物性格。

更神奇的是，这种影响是跨物种的。如果把老鼠放进水里，他们就会不断地挣扎，为了逃生花光所有的力气。但是如果把抑郁症病人的肠道菌群放到老鼠的肠道里，那么这些老鼠就会变得非常消极，求生欲望明显下降。

肠道菌群之所以能够影响心理状态，是因为健康的肠道菌群，能够帮助人体提高血清素的浓度。而血清素含量的高低，则会影响人的心情，含量高则心情明朗，含量低则心情阴郁。

当然，对于孩子而言，不健康的肠道最直接的影响，还是会带来自闭症的发病风险。我们都知道，肠道内不仅有有益菌，还可能会出现有害菌。有害菌代谢之后，会产生毒素，毒素通过肠道内丰富的毛细血管来到了孩子的大脑，形成了负面的作用，引起自闭症。

1993年，一个叫安德鲁的美国小孩耳道发生了炎症，为了治愈耳朵的疾病，他吃下了大量的抗生素。后来，耳朵的病好了，安德鲁却患上了自闭症，具体的表现就是：他很难和别人建立起正常的人际关系。

医学家一开始认为是抗生素直接影响了他的大脑，所以才导致自闭症的发生。但是后来通过检查发现，他的大脑没问题，是他的肠子出了问题。由于吃下了大量的抗生素，所以安德鲁肠道中的一些有益菌被杀死了，这给有害菌的繁衍提供了空间，一种叫"梭状芽孢杆菌"的东西在他的肠道内大肆繁殖，这种细菌的代谢物又进入了孩子的大脑，造成了自闭症的产生。

虽然并非所有儿童自闭症都是因为肠道菌群失衡造成的，但是研究发现，有3/4的儿童自闭症患者，他们的肠道菌群都是不正常的。而且医学家们发现，通过给小白鼠重塑"肠道菌群结构"，可以有效地缓解动物自闭的症状，这意味着肠道菌群与自闭症的联系确实是非常紧密的。

为了保护孩子的肠道健康，家长首先要做的事情，就是不要给孩子乱用抗生素，因为肠道内细菌的构成非常复杂，一些抗生素吃下去之后，会不分青红皂白地对身体内的细菌发起"总攻"，在这场细菌大战中，肠道内一些有益菌可能被波及，如此一来，肠道的菌群失衡就在所难免了。

另外，家长还应该避免给孩子吃一些刺激性很强的食物，因为这些食物会影响孩子肠道黏膜的健康。

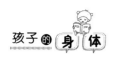

　　肠道里细菌非常多，这些细菌包含的基因总量，是人体自身的150倍，有医学家把它们称之为"第二基因组"。这么多的细菌，有好有坏，但不管好坏，如果它们老老实实地待在肠子里，问题还不算研究。怕就怕肠道黏膜损害之后，细菌透过肠道，进入到血液当中，进而影响我们的身体健康。

　　不同年龄段的人，肠道菌群的结构也是不一样的。婴幼儿时期，由于孩子吃的东西比较简单，所以肠道细菌的种类也比较少。从青春期以后，孩子的肠道菌群会逐渐向成年人靠拢。到了老年，消化能力下降，肠道菌群会再次发生变化，种类会有所减少。这就是为什么孩子和老人都尽量不要长期服用抗生素的原因，因为他们肠道内微生物的种群本来就比较"单薄"，一旦被破坏掉，很难恢复。

　　为了保护孩子的肠道健康，家长首先应该了解孩子的肠道菌群是怎样建立起来的。

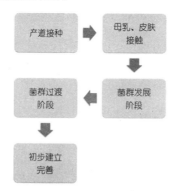

图6-2 孩子肠道菌群的建立过程

肠道菌群的建立，总共有五个重要阶段。第一个阶段是产道接种，健康孕妇的产道里，会分泌大量糖原，滋生出乳酸杆菌。当孩子经过产道的时候，这些乳酸杆菌会沾到孩子身上，最终来到孩子的肠道里，为孩子快速建立菌群打下基础。

第二阶段是母乳、皮肤接触。产妇的奶水中，有700多种微生物，而且含有丰富的天然益生元，可以促进有益菌的生长，抑制有害菌的滋生。同时，我们的皮肤上也含有丰富的有益菌，所以亲子之间的皮肤接触，也能够为孩子带来有益菌。

在孩子3个月到14个月的时候，他的肠道菌群开始大量繁殖，于是进入了第三个阶段——"肠道菌群的发展阶段"。在这个阶段，双歧杆菌成为孩子肠道内最重要的一种细菌，占细菌总数的四分之一。但是随着年龄的增长，双歧杆菌的数量会逐渐减少。有研究表明，相同年龄的孩子，肠道内的双歧杆菌数量越多，身体就越不容易生病，越健康。另外，长寿老人肠道内的双歧杆菌数量也会比较多，有些老人甚至能够达到年轻人的水平。所以，为这个年龄段的孩子补充双歧杆菌，可能是家长需要重点去做的事情。

第四个阶段是菌群过渡阶段。从孩子15个月开始，30个月结束。这个阶段，孩子肠道内的菌群种类变得越来越多。

孩子31个月以上，进入了第五个阶段，这时候孩子的肠

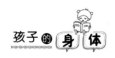

道菌群种类和数量都比较稳定了，正常的肠道菌群初步建立完善。

通过了解孩子肠道菌群的发展阶段，其实我们就可以总结出几个保护孩子肠道健康的方法了：

首先，坚持一定时长的母乳喂养。之前我们说过，孩子在出生之后，需要从母乳中摄取最初的有益菌。所以，坚持母乳喂养是很有必要的。现在许多奶粉中也会添加一定量的有益菌，但是人体的复杂程度，其实是超过我们认知的，奶粉中添加的有益菌种类再多，也比不上母乳。另外，母乳中还有大量的乳铁蛋白，可以帮助孩子消灭肠道中的有害菌，对预防孩子的坏死性小肠结肠炎有很大帮助。

其次，父母要调整好自己的身体状态。在亲子接触中，孩子能够从父母身上获得有益菌。但是如果孩子父母的身体状态不好，那么孩子获得的可能不是有益菌，而是有害菌，这对于孩子的健康是很不利的。所以，想要让孩子健康，父母自己先得健康。

最后，我们可以通过补充有益菌的方式，来改善孩子的肠道菌群。原卫生部公布的可用于婴幼儿食品的益生菌菌种有四种——嗜乳酸杆菌、动物双歧杆菌、乳双歧杆菌、鼠李糖乳杆菌，酸奶、乳酪等食物中，可能会含有这些有益菌。如果我们就是为了给孩子补充有益菌而选择某种食物，那么记住一定要选择标明菌株的产品。如果孩子的肠道菌群失衡比较严重，总是出现腹泻、发烧等症状，那么就要去医院检查，医生可能会给开一些补充有益菌的药物。

除了补充有益菌之外，孩子也应该补充一些益生元。益生元就是促进有益菌繁殖的物质，在鸡蛋和牛奶中的含量比较高。目前，科学证明的最有效果的三种益生元物质是菊粉、低聚果糖、低聚半乳糖，这是科学界公认的效果良好的三种纯天然益生元。菊粉在洋葱、大蒜中的含量比较高，低聚果糖在香蕉、竹笋中的含量比较高；低聚半乳糖在动物奶水中含量比较高。

正如我们之前所说，肠道是人的第二大脑，与人类的情绪、心理性疾病的产生有密切关联，所以关心孩子的肠道健康，不仅能够让孩子身体更健康，也能够促进心理健康，应该引起家长足够的重视。

第七章
孩子是自己身体的
唯一主人

　　孩子的身体是家长给的，但这并不意味家长可以摆布孩子的身体，孩子才是身体唯一的主人。通过控制自己的身体，孩子取得了和这个世界平等对话的权利；通过了解自己的身体，孩子会不断树立起健康的人生观和世界观。所以，家长需要做的是，引导孩子爱惜自己的身体、认识自己的身体，进而获得人生的"自我操控力"。

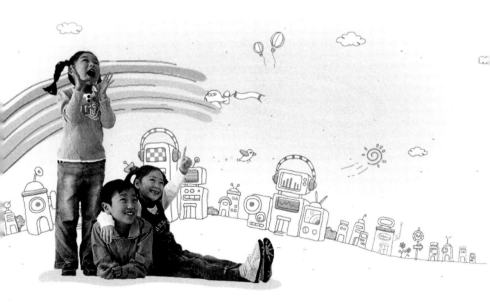

弗洛姆——人若不自由，便逃避自由

家长都希望自己的孩子拥有自由的意志、独立的人格，因为那是他们获得快乐人生、事业成功的一种保障。一直以来，人们也都在歌颂自由，歌德说："为生活和自由而奋斗的人，才享有生活和自由。"席勒说："只有自由才能创造巨人和英雄。"

那么，对于孩子来讲，自由究竟是什么？它从哪里来？我们可以说，孩子最希望得到的自由，就是身体控制的自由，他们的自由意志，也是通过控制身体锻炼出来的。

弗洛姆是在德国出生的心理学家，他毕生都在研究自由对于人生的意义，弗洛姆认为：自由意志，是从孩提时代就

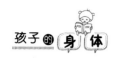

开始萌发的一种宝贵意识，需要加以不断地训练和修正，才能固化在人的脑海中。

弗洛姆说，每个人自从他出生的那一刻起，其实就都在追求自由。但人又是生来不自由的。作为生物体，他脱离了母体，成为一个独立的个体。但是，在很长一段时间里，他的生存要依赖于自己的母亲。

或许，孩子在1岁左右就可以断奶，但是"精神的断奶期"，是一个更加漫长的过程。只要孩子觉得自己凡事都需要依赖自己的母亲，那么从他的内心来讲，他就是不自由的。很多家长可能觉得，孩子事事都依赖父母，又不用自己操心，他一定很快乐。但事实往往恰恰相反，由于人都天性有追求自由的欲望，如果孩子不能从依赖中走出来，他的内心其实会非常苦闷。而且，由于依赖是有惯性的，如果家长不能从小就把身体的控制权交还给孩子，让他们体会到自由、自主、自立的感觉，那么孩子的年龄越大，就越难以实现真正的自立，造成的结果就是"一边依赖，一边苦闷"。

生活中的一些实例，也可以验证这一观点：那些不能割舍依赖的孩子，在逐渐长大之后，他们会变得优柔寡断、处事不决。与此同时，这类人的心态往往是负面的，而且也不会因为父母给他们准备好了一切而感激父母，相反，这类人和父母的关系一般都比较紧张。究其原因，是因为他们心中有恨，"恨父母给了他太多难以舍弃的依赖，却唯独没有给过自己真正的自由"。

随着孩子的不断成长，他一定会逐步希望可以用理性和个人意志去引导自己的生活，弗洛姆将这个过程称之为"个体化过程"。

个体化过程是一个孩子探索自由的过程，也是孩子自我力量成长的过程。这里的力量指的是心理力量，越是自由、自主、自立的孩子，他们的心理力量越强大。

在追求个体化的过程中，孩子会出现一种心理趋势——他们希望努力证明自己和家长不一样。对于小孩子来讲，他们会更多地采取夺取身体控制权的方式，来证明自己和家长不一样——他们会故意做一些家长不许他们做的身体动作。这个时候，家长需要做的是，在保证安全的前提下，逐渐放开对孩子的身体管控，让孩子知道，他自己是身体唯一的主人。

家长还应该明白，孩子在追求身体独立的同时，他们一定会感到孤独。因为孩子的身体是如此弱小，当他开始自己探索外部世界的时候，会产生深深的无力感。正如弗洛姆所说："这个世界与某个个体存在相比，显得绝对强大有力，导致个体的软弱感和焦虑感。"

在这种情况下，孩子会走两条路：

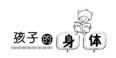

第一种是放弃自我，回到那些让他感到安全的环境中、规则中；

第二条路是在不否定自我的前提下，重新建立与外界的关系。

父母当然希望孩子走上第二条路，事实上，大多数孩子也确实正朝着第二条路前进。于是，家长可以发现，孩子和父母的相处模式变了，从依赖模式，转向了合作模式。这是一个好的现象，家长应该主动促进这种现象的发生。例如，原来家长对孩子的要求是百依百顺的，但是当孩子开始自我探索的时候，家长要更多地以"辅助者"的身份出现在他的生活里。例如，当孩子有需要的时候，我们帮助他、指导他，当孩子想要自己完成某项工作的时候，即便他可能做得不够好，家长也不要替代孩子，去控制他的身体。就拿孩子写字来说，很多家长会握着孩子的手帮他写，这样做有用吗？一点用处也没有，反而会增加孩子的挫败感和依赖心理。

如果家长总是在剥夺孩子的身体控制权，总是希望自己可以代替孩子做任何事。那么就会让孩子产生另外一种心理——逃避自由的心理机制。

弗洛姆说："逃避机制最明显的表现，就是通过屈从别人，来达成自己的目的。"我们会发现，许多孩子会养成

"讨好型人格",他们总是在讨好别人,有时甚至会牺牲自己的感受满足他人的意愿。父母当然不希望自己的孩子成为这类人。但是如果我们剥夺了孩子的身体控制权,就可能让孩子成为这样的人。例如,当孩子对某个小伙伴不满意,要转身离开不和他玩儿的时候,家长却把他推了过去;当孩子没有和某个长辈打招呼的时候,家长不经孩子的同意,拿起他的手做再见姿态……这些都属于剥夺身体控制权的一种,是导致孩子产生"逃避自由的心理机制"的"元凶"。

逃避自由的心理机制的另外一个副产品是自我贬低。有些孩子尝试着操控自己身体的时候,家长总是告诉他们"宝贝宝贝,这个很危险,你干不了""孩子孩子,这件事情很难,让爸爸干",长此以往,孩子当然会觉得自己这也干不了,那也不能干,自我贬低的意识便油然而生了。

所以,弗洛姆曾经说过一番话:"当孩子决定夺回自己身体控制前的那一刹那,父母就应该像一位开明的老国王一样,将整个王国交还到王子手上。若是国王不愿放弃王国的控制权,那么父子之间将难免产生一场战争。这场战争没有胜利者,国王战胜了王子,王子将失去成为国王的机会,王子战胜了国王,双方的关系就再也难以回到从前。"

希望所有的家长都能从中体悟到亲子关系的真谛。

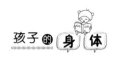

孩子的身体

01/ 身体放权，给孩子更多自控力

徐婧英说：人的成长是连续的，一个人20岁、30岁出现的问题，绝不是当时出现的，一定是积累的结果，极可能与2岁不自己吃饭，12岁不自己整理文具有关。

有些孩子为什么会逐渐失去自控力？就是因为家长管控得太多，从心理到身体，全方位的家长控制，让孩子们失去了自控的意愿和能力。尤其是身体的全面接管，更是让孩子在成长之初，就失去了自控的空间。

事实上，孩子一直在和家长争夺身体的控制权。我们会发现，有些孩子在1岁左右刚学会走路的时候，就会做出一些身体上的恶作剧来。他们爬高趴低，做出各种奇怪的动作，很多家长因此如临大敌，一旦发现孩子有自己没有预料到的异常举动，便上前制止，甚至打压。

事实上，孩子的这些恶作剧行为，一方面是在探索自己的身体能力的边界，一方面也是在宣示自己的身体主权。如果家长不加甄别的一律制止，就等于是剥夺了孩子的自控权利。

2岁左右的孩子，经常会自己尝试着做一些事情，比如吃饭，比如自己走路。这个时候，他们会表现出明显的叛逆性，很多家长不让他们去做的事情，他们偏要去做。此时，家长如果依然不放权，就会进一步削弱他们对于身体的掌控能力。很多聪明的家长，当孩子自己要吃饭的时候，即便他们的动作还不够熟练，弄得满脸满身都是脏东西，也会让他们自己去尝试。其实，麻烦只是暂时的，只要合理地引导，孩子很快就会学会自己吃饭，他们的自主生活能力会因此更强，自控力也会得到进一步的提升。

相反，如果家长总是在剥夺孩子的自由意识，非但不能提升他们的生活技能，时间长了，孩子也会习惯于停留在家长给创造的"舒适区"里，他们不愿意自己做事情、拿主意，等到他们长大之后，一来可能会缺乏主见，二来也缺乏自控。

通过观察在校大学生我们发现，有些大学生学习成绩很好，但是在离开了父母，进入到大学校园之后，由于缺乏主见和自控力，他们会显得生活能力比较差，同时也缺乏自我控制力，特别容易被一些不良风气所左右，特别容易养成不良的生活习惯。看起来这是大学生的问题，但实际上，问题的根源是在小学阶段产生的。而且，到了大学的时候再发现这些问题，是很难被纠正的，没有主见和自控力成为他们性格的一部分，在整个余生都会成为他们的"障碍"。

有的家长可能有这样的想法：在家里我多操一点心、多

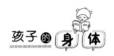

管一管他没有问题，毕竟在学校里孩子需要自己照顾自己，在那里他们可以更多地、更自由地应用自己的身体，形成良好的自控力。

这种认识也是错误的，学校教育的重点在于知识教育和规则教育，后者是为前者服务的。在学校中，教育模式是一对多，而教师会倾向于把孩子培养成"更守规矩"的孩子，这样会降低教学的难度。所以，孩子通过学校教育，确实会更加"可控"，但那是"他控"，而非自控。

很多家长看到孩子从学校里回家之后，变得更加懂事了，衣服干干净净的、不吵不闹了，觉得非常高兴，并且嘱咐孩子："在家要像在学校一样听话哟。"殊不知，孩子学到的只是规则意识，而非自主能力。规则意识当然也是孩子需要掌握的一种心理能力，但是如果孩子仅有规则意识，没有自主意识，很容易造成他们思维僵化。所以，最理想的教育状态应该是，在学习中学习规则，在家庭中学习自主。家长也不要抱怨学校的制度太僵化，约束了孩子，学校教育、家庭教育各有分工，家长把自己的事情做好，同样可以让孩子变得更有自主性、自控力。

那么家长需要怎么做呢？

首先，给孩子多一点耐心，即便他们在某些生活技能上表现得很笨拙，也要给孩子足够的自由和时间，让他们做自己想做的事情，去探索控制身体的方法，控制自己的方法。

生活中常见的一个现象是：每当孩子要做点什么的时候，家长就会说："你做不了，让我来。"孩子要洗碗，家长说："你洗不干净，放着我洗。"孩子要扫地，家长说："你那叫扫地？还是我扫吧。"

家长这么做的目的，大多数是出于爱孩子，不想让孩子承担太多。但从结果上讲，也的确剥夺了孩子的主观能动性，而主观能动性是一切自控、自主的前提。

正确的做法应该是，当孩子要做点什么的时候，不管他们做得好与不好，家长都要放手让他们去干。如果是孩子第一次干，家长可以在一旁负责监督、指导，为的不是要让孩子把事情干到多好，主要是防止他们在身体活动中受到伤害。

有的家长更"过分"，连孩子选择玩什么游戏都要干涉：这个游戏太危险了，不要玩；这个游戏太脏，不要玩；最终的结果就是，孩子在选择中手足无措，最终，他们会厌恶选择，依赖别人给他们作出选择。如此一来，孩子的自主性从何谈起呢？

所以，家长让孩子做事情，其实是给他们一个自己分析解决问题的空间，人们常说："纸上得来终觉浅，绝知此事要躬行。"对于孩子也是如此，家长口头传授的经验再正确，也不如孩子自己去实践来得真实。

其次，家长要给孩子创造一个自主的环境。

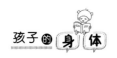
孩子的身体

　　所谓的自主环境，就是让孩子觉得："我可以控制我自己的身体。"当家长不得不需要支配孩子身体的时候，应该首先征求孩子的同意。例如，家长可以主动和孩子说："今天你扫地，我拖地，好不好？"当家长要给孩子擦脸的时候，不要一把揪过来就是一顿擦，要先和孩子讲："你的脸脏了，爸爸给你擦一擦，可能有点不舒服，你忍一忍啊！"

　　通过给孩子塑造自主的环境，可以进一步强化孩子的自主意识。

　　最后，家长培养自主能力，不等于放纵。

　　看了以上内容之后，也许有人会总结："哦，提升孩子的自控力，就是让孩子想干啥干啥，家长不干预。"确实，有些家长就是这么做的，他们不会控制孩子的行为，但是也不会约束孩子的行为，这就走入了"放纵"的误区。

　　从心理学的角度来讲，5岁以下的孩子，还没有善恶是非的意识。所以，在他们的概念中"一切皆可为"，家长一定要对他们的行为加以约束，才能保证他们的安全和健康。那么，如何在约束与自由两者中寻找平衡呢？其实家长只要记住一句话就可以了"言必有因、事必有果"，在我们需要干涉的时候，一定要把干涉的原因告诉孩子，甚至可以下一点本钱，给他们把结果演示出来。

　　培养孩子的自控力，是一个漫长且艰巨的任务，但是越是这样的大工程，越要从点滴做起，从小事做起，而将身体的控制权交还给孩子，就是这样的点滴小事。

02/ 身体被"摆布"，人生便失控

孩子的身体是他自己的，不应该任由摆布。

可惜很多家长并不明白这个道理，他们在用自己的错误方式告诉："你的身体你做不了主！"以下几个场景，是我们经常可以看到的：

家长抓起孩子的手，"代替"孩子和别人打招呼："宝宝，和阿姨说再见，再见！"

当孩子不太愿意和某个小朋友玩的时候，推着孩子的身体，说："去呀、去呀，去找小姐姐玩呀。"

孩子不愿意被别人亲吻，家长在一旁说道："让阿姨亲一下，让阿姨亲一下。"

……

类似的状况，在育儿实践中屡见不鲜。家长有没有想过这样一个问题：今天你"剥夺"了他的身体控制权，如果有一天，当不怀好意的身体接触发生时，孩子如果没有足够的意愿去拒绝，怎么办？

我们应该把身体控制权交还给孩子——

首先，当孩子的身体表现出抗拒的时候，一定要先询问

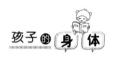

孩子的意见，并且给他足够的时间考虑，并最终要尊重孩子的意愿。

如果想要让孩子学会某些与身体基础的社交礼仪，我们不要去"强制"孩子，可以先自己做个示范。孩子是最善于模仿的，你的言传身教，他们都看在眼里、记在心里，以后他们自己会主动做出反应。孩子在社交中是"被动接触"还是"主动接触"，区别非常大，一个是经过思考之后的自主选择，另一个是强制性的无奈接受，两种不同的出发点，可能会对孩子的思维模式分别造成不同的影响——拥有前一种思维模式的孩子，他们更加积极主动，并且在人际交往中，能够顺应自己的内心，做出让自己舒服的选择；后一种思维的孩子，则可能会养成"讨好型"人格，他们在人际交往中，习惯于通过讨好别人赢得"好人缘"，他们看起来乐于助人、热情周到，其实内心充满了"委曲求全"的想法，不仅生活上很难做到"悦己"，在事业上也可能陷入被动中。

有些家长觉得，应该小心孩子和陌生人有太多的身体接触，至于身边的亲戚朋友，大家都是熟人，"引导"孩子和他们做出一些亲昵的举动也没有关系。但是家长可能没有意识到，作为成年人，你可以轻松给"熟人"定义，但是孩子不具备这样的能力。在他们眼里，远亲、近亲都是亲人，和家长有关系的邻居、同事、叔叔、阿姨都是熟人，具体谁更近？谁更远？他们哪里能分得那么清楚？所以，如果家长总是引导孩子与熟人产生身体接触的话，孩子会逐渐扩大自己的"接触范围"，可能会造成一些负面的影响。

《中国儿童性侵现状调查报告》显示，2013—2015年，内地媒体共报道了968宗儿童性侵案件。在2014年曝光的503起性侵儿童案中，熟人犯罪442起，占比87.87%。在2015年曝光的340起案件中，熟人犯罪240起，占比70%。

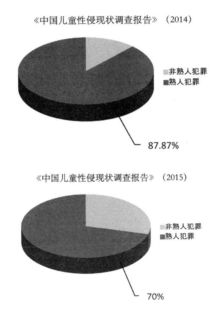

图7-1 儿童性侵案件中的"熟人犯罪"比例

这里所谓的熟人，其实大多数都是远亲、朋友之类，但是由于家长缺乏"身体意识"方面的教育，所以孩子很难分

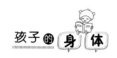

辨哪些熟人是可以信任的，以及熟人的哪些动作是不合时宜的，他们只会觉得"爸爸妈妈说了，和别人亲亲抱抱没有关系"，所以才会给龌龊之人留下可乘之机。

我们花了太多时间告诉孩子"要小心陌生人"，事实上，大多数孩子对于陌生人天生具备警惕性，反倒是在熟人面前，缺乏自我保护的意识。所以，我们要教会孩子"正确认识熟人"，要告诉孩子，除了自己的至亲爸爸妈妈、爷爷奶奶、姥姥姥爷之外，不要和其他人有太多的身体接触，更不应该鼓励甚至是强迫孩子去和所谓的熟人产生身体上的接触。

家长一定要意识到：对于身体接触这件事情，孩子其实有天然的抗拒性。在一些他不太熟悉的人面前，他会本能地抗拒与对方有身体上的接触。有些人确实很喜欢孩子，见到孩子之后，他们就会凑上来，也确实没什么恶意。但是在孩子看来，一个自己不太喜欢的人，一个劲儿地往自己身边凑，他的内心可能会感到不安甚至是危险，因为这个人已经突破孩子心目中"合适"的社交距离。所以，这个时候孩子若显得有些"唯唯诺诺"，是正常的反应。家长千万不要因此觉得："我的孩子是不是太胆小？太小气了？"这是不存在的。

相反，如果孩子对"社交距离"没有那么强的概念，经常凑到一些不太熟悉的人的面前，我们可千万要小心了，因为研究发现：自闭症儿童对于社交距离的把控会出现问题，因此，他们不太会拒绝别人凑近自己，也不太会在与人接触时保持恰当的社交距离。

由此可见，孩子小心翼翼地与他人保持距离，其实是一件好事。所以，当别人靠近他，他显得非常不安甚至反应激烈的时候，家长不要强迫他接受这种"非正常的社交距离"，而是要和孩子进行沟通，去询问他的感受，并且在行为上尊重他的感受。

家长千万不要传递给孩子这样一种意识——"你需要用身体来赢得他人的好感"。无论男孩儿还是女孩儿，一旦有了这样的意识，对于他日后的心理成长会造成非常负面的影响。

家里有些长辈，尤其是上了岁数的长辈，头一次见到孩子的时候，就喜欢表现得很亲昵。很多家长明知道孩子不喜欢，但是也不好意思直接对长辈说："离我的孩子远一点，你吓倒他了。"这个时候，我们该怎么办呢？

面对这种情况，我们可以委婉地提醒长辈："这孩子就怕生人，得先适应一会儿，他喜欢您，过一会儿就主动来找您玩了。"我们这样做的目的只有一个，那就是和孩子站在统一战线上，共同抵御他不喜欢的身体接触。

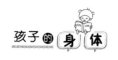

03/ 认识各器官——
带领孩子走上探索自我之路（一）

　　带领孩子认识自己的身体器官，意义不仅仅是知识普及那么简单。孩子通过认识自己的器官，了解各器官的基本作用，可以深刻地明白一个道理——人体是不可思议的复杂系统，是我们所知的最伟大的造物。虽然我们拥有它，但是却并不能完全了解它，是如此复杂且精密，值得我们每个人去珍惜。

　　他们能够从中了解到，人体这个日日培养我们、早已习以为常的"东西"，蕴含着无数神奇的奥秘等待我们去探索和发现。孩子们一旦有了以上认识，就会更加珍惜自己的身体，进而更加珍视自己的生命以及每一天的生活。他们可能会因此不再轻视自身的存在，不会做出伤害自己的冲动之举，这无疑是家长们最想看到的局面。

　　给孩子普及器官知识，家长要记住一句话——"不只要说正确的话，更要说他们可以听懂的话。"我们不能死板地普及正确的知识，那样反倒会打击孩子对这类知识的好奇心。最好是通过生动的语言，让孩子真正明白人体器官的玄妙之处。

在普及器官知识之前，我们有必要先向孩子们普及一些器官系统。

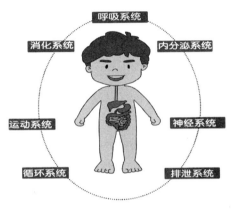

图7-2 人体器官七大系统

器官系统这个词听起来有些不接地气，但实际上很好理解。人体器官有七大系统，分别是消化系统、呼吸系统、循环系统、排泄系统、神经系统、运动系统、内分泌系统。每一个提醒，都对应人的一个重要需求。家长可以这样和孩子说："咱们平时需要身体做什么事情，你知道吗？"

孩子的回答可能比较全面，也可能比较片面，但大多数孩子能够说出"要用身体吃饭""要用身体玩、运动""还要用身体呼吸"。

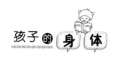

　　这个时候，家长可以顺着孩子的思路引导他们：

　　"因为我们要吃饭、喝水，所以身体里有消化系统；因为我们要呼吸，所以身体里有呼吸系统；因为我们要运动，所以身体里有运动系统。如果没有这些系统，我们就没办法吃饭、喝水、呼吸、运动了，你说他们重要不重要？"

　　即便是低龄儿童，也一定知道吃饭喝水很重要，所以他们会作出肯定的回答。家长可以继续引导他们，提出问题："那你知道除了这三个系统之外，身体还有哪些系统吗？"此时，大部分孩子会显得比较茫然，但他们的好奇心也会被勾起来。这时候，家长就可以告诉孩子：

　　"因为我们要拉粑粑、尿尿，所以有排泄系统；我们的血液要在身体里转啊转啊的，所以有循环系统；我们运动的时候需要脑子指挥我们的身体，所以有神经系统；我们身体里要自己生产许多有用的东西，所以还要有内分泌系统。"

　　通过给孩子简单的介绍七大身体系统，可以让他们对人体有一个比较系统的认识。而且这也相当于给了孩子一个"藤"，指引着孩子们去"摸瓜"。有些孩子在家长介绍完器官系统的知识之后，会具体询问每一个系统都是由哪些器官组成的？怎么发挥作用的？这时候，家长就可以顺势为孩子普及具体的器官知识了。

　　器官知识有比较深奥的一面，但是也有比较通俗易懂的部分，有些器官知识甚至不需要家长做普及，只需要家长去引导孩子思考，他们自己就能找到答案。例如，家长可以问孩子："消化系统就是负责吃东西、消化东西的系统，那你自己想一想，哪些器官属于消化系统里的？"

　　一般来讲，孩子马上就可以回答出："嘴是用来吃东西的，所以它就是消化系统。"通过自己的思考得出答案的这个过程，可以增强孩子的自信心，同时也能够进一步提升他们对相关知识的渴望程度。

　　在孩子得出了一个初步的答案之后，家长可以继续引导孩子："那除了嘴之外，消化系统还有哪些器官呢？你想想，嘴巴吃下去的东西，它们去了哪呢？"

　　稍微有一些常识的孩子，都能够答出："到了胃里，到了肠子里。"此时，家长可以肯定他们的回答，告诉孩子："胃和肠子确实也属于消化系统。"

　　顺着这个话题，家长还可以普及一些其他相关的器官知识，比如：胃消化食物有两种方式，一种是靠胃不停地动啊动，把食物揉碎；另一种是分泌各种东西，这些东西能把食物变成有用的营养。而分泌东西的器官，属于分泌系统。

　　消化系统属于比较容易理解的一个器官系统，孩子可以通过对常识的归纳和总结，来主动认识它。但是像内分泌系

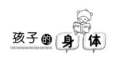

统、神经系统，就属于很难理解的系统。家长向孩子普及相关知识的时候，就更要讲究方式方法了。

以神经系统为例，我们可以用比喻的方式，形象地告诉孩子这个系统的特点。可以这样说："我们的大脑，就是人体的司令官，我们做任何动作，都是它下的命令。大脑在下命令的时候，会派出一些'小传令兵'（电讯号），沿着身体的公路，来到需要活动的身体部分。这个公路，就是我们的神经。"

孩子可能会问："我们的身体里还有公路？"家长就可以说："神经就是我们身体里的公路，而且这个公路还有高速公路、普通公路和乡间小路的区别。"然后，家长可以摸着孩子的脊柱告诉孩子："神经的高速公路就在这，这个地方里面有一条很大的神经，叫脊神经，所有从大脑出发的小传令兵，都会经过这条神经高速路，然后赶往不同的地方。"再然后，家长可以摸着孩子的手，告诉他："神经的乡间小路就在我们身体的每一个地方，比如你的手里，就有很多末梢神经。大脑传递出的命令，经过了大神经之后，就来到了小神经，所以我们的小手就会动起来。而且，如果我们的手受伤了，也会有一些小传令兵从我们手上出发，经过末梢神经的乡间小路，驶入脊神经的高速公路，最终到达大脑，把这个消息告诉大脑，然后大脑会命令我们的身体作出保护动作。"

通过形象的比喻，一来可以让孩子更容易理解相关知识，二来也可以引起孩子的兴趣。只要孩子产生了兴趣，那么我们就可以将比较深奥难懂的知识，逐步地讲给他们听。

除了系统性的讲解之外，家长也可以把一些关键器官的运作机制告诉孩子。例如，我们可以告诉孩子：

心脏，就是负责把血液送到身体各个地方的。进而告诉孩子，血液在身体里并不是静止的，而是在不断循环的——新鲜血液在心脏的作用下，从肺部把氧气带到身体的各个地方，从肠子里把各种营养素带到需要它们的地方，也把身体里产生的那些"脏东西"带到肺部，然后通过呼吸排除体现，带到肾脏，通过尿尿把他们尿出去。

如果家里有循环式鱼缸的话，可以让孩子看一看鱼缸中的水泵，告诉他："心脏的作用和这个东西差不多，就是让液体不断的流动起来，但是心脏要比它复杂得多，也结实得多。它每分钟都要跳70次左右，我们一生它要跳30亿次。在我们的一生中，心脏泵血所做的工作，大约相当于把3万公斤重的物体向上举到喜马拉雅山顶峰。"

在介绍肾脏的时候，我们可以告诉孩子："肾脏就相当于咱们家的净水器，所有的血液在循环的时候，都要经过肾脏，肾脏会把血液里不好的东西过滤掉，所以血液从它里面出来之后，就会变得干净、健康了。肾脏和咱们的膀胱是

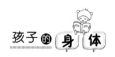

连在一起的，肾脏过滤出来的脏东西，都会进入到膀胱里，而膀胱和咱们的小鸡鸡是连在一起的，肾脏里的脏东西，最后会尿出去。肾脏最怕盐，如果我们吃得太咸，它的工作量就太大了，时间长了，肾脏也会累倒。到时候我们就会得肾病。"

……

给孩子介绍重要器官，有两个原则：一是最好由浅入深，与器官的基本功能相结合。其次，最好能够把器官和生活中常见的一些东西联系起来，比如把心脏和水泵联系起来，把肾脏和过滤器联系起来，把脾脏和加油站联系起来，等等。

04/ 认识各器官——
带领孩子走上探索自我之路（二）

在为孩子普及器官知识的时候，有一个器官系统是家长最应该让孩子了解、也是孩子最难理解的，它就是免疫系统。

免疫系统是人体的保护者，健康的免疫系统、良好的生活习惯，可以让孩子远离伤病。通过普及免疫系统的相关知识，可以帮助孩子提高健康生活的能力，养成良好的习惯。

家长向孩子普及免疫系统的知识，要由浅入深、联系实际。例如，当孩子不小心划破皮肤的时候，我们可以一边给孩子做治疗，一边告诉孩子："以后千万要小心，我们的身边有很多细菌，他们大多数是无害的，但是有害的细菌也不少。皮肤是我们阻挡有害细菌入侵的第一道关卡，把皮肤摔破了，有害细菌就可能趁机从伤口钻到我们的身体里了。"

为了避免孩子的紧张情绪，也为了进一步普及免疫系统的知识，我们可以继续和孩子说："你不要担心，少量的细菌钻到我们的身体里也没关系，我们的血液里有一种东西叫白细胞，他们是专门负责消灭细菌的。大脑知道我们的手破了，就会发出命令，让白细胞军队马上在我们手上集结，消灭那些钻到我们身体里的细菌。"

通过这样的知识普及，既可以提高孩子的安全意识，又能够丰富他们的知识，一举两得。

2020年，一场新冠疫情席卷全球，而对抗新冠最有效的手段，其实就是我们人体自身的免疫力。在这种紧急关头，我们更要加强孩子们对免疫系统的认识。

新冠疫情期间，到处都是量体温的工作人员。这时候，我们就可以向孩子解释道："生了病的人会发烧，是因为病

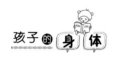

毒进入人体之后，如果大脑觉得这些病毒太多、太厉害，单单靠白细胞战胜不了他们，大脑就会给身体下一个命令——'提高体温'，大多数病毒最怕的就是高温，所以发烧其实是身体为了消灭病毒采取的一个策略。"

孩子可能会问："那这么说，发烧是一件好事儿了？"

家长可以接着给孩子介绍道："也不完全是好事，因为人体温度太高了的话，病毒很难受，我们身体里的一些器官也很难受，有时候，烧的时间太长了，病毒没有被杀死，我们的一些器官却被烧坏了。所以，发烧了就证明身体遇到了大问题，要赶紧处理，决不能长时间发烧，那样的话必须要吃退烧药。"

特殊时期，很多人都戴上了口罩。接着这一现象，我们也可以向孩子普及一些关于免疫系统的知识："病毒想要入侵我们的身体，一开始他们来到了我们的皮肤上，却发现皮肤太强大了，根本钻不进去。于是，狡猾的病毒就会寻找一些比较脆弱的地方入侵，例如我们的眼睛、我们的嘴等等。为了防止病毒从这些地方入侵到我们的身体里，所以大家都戴上了口罩，堵住了我们的嘴。有些医生还戴上了严严实实的眼镜儿，为的是防止病毒从眼睛里钻进去。"

最后，家长还可以给孩子做一个总结："为什么妈妈让你回家就洗手，还告诉你不要用手摸嘴巴、眼睛，就是因为我们的手假如沾到病毒的话，如果不洗手，拿起东西就吃，还去揉眼睛，那病毒是不是就从手上来到了嘴里？来到了眼睛里？那样就很危险了。所以勤洗手，不揉眼睛，不挖鼻孔，你记住了吗？"

通过理论与实践相结合的讲解方式，可以让孩子在了解免疫系统知识的同时，认识到良好生活习惯的重要性，可以起到非常好的效果。

在生活中，我们和孩子交流的时候，不仅要让孩子知其然，也要引导他们去"知其所以然"。关于免疫系统的一些知识，其实是非常深奥的，家长没有必要为了科普而科普，而是应该通过生活中的具体事例，去向孩子解释关于免疫系统的知识。这样的普及方式，一来孩子真的能记住，二来孩子也真的把知识当回事儿。从小处说，可以给他们一个学以致用的平台；从大处说，能够帮助孩子建起"知行合一"的处事态度。

除了学以致用的知识以外，我们也可以把一些有趣的、能够引起孩子探索的身体冷知识讲给他们听。例如：

人的鼻子能够记住5万种气味；

人体里血管如果连起来的话，有将近10万公里，最少可以绕地球两圈；

一个人3年分泌的唾液，能够装满一整个浴缸；

脾脏可以再生，即便被切掉了三分之一，也能长会原来

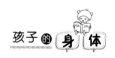

孩子的 身体

的样子，这是他的独门绝技，其他器官都不行；

一个人一辈子长得头发加起来有725公里，可以绕故宫172圈；

对于大部分人来讲，七个脚加起来的长度正好等于身高，双臂张开的长度也差不多等于身高……

通过普及类似的人体冷知识，可以让孩子感受人体的奥妙，也可以提升他们了解人体器官的积极性。

最后，作为一种家庭教育，我们普及器官知识最主要、最核心的目的，肯定是教会孩子如何保护自己的器官。所以，在知识普及的过程中，家长一定要把以下几个保护器官的主要方法告诉孩子：

一是要通过"好好吃饭"来保护器官。

正确的饮食习惯，是保护器官，尤其是消化器官的重要途径。所以家长在普及器官知识的时候，要把相关的知识传授给孩子。例如，在提到胃这个器官的时候，家长可以对孩子说："胃就像一个气球一样，如果你遇见好吃的东西就使劲儿吃，就会把这个气球撑得太大了。而且，如果你不把食物咀嚼碎了就咽下去，就相当于往气球里放进了许多硬东西，结果会怎么样？"通过这样的语言，孩子能够很直观地了解到"暴饮暴食"和"快速进食"的危害，比你生硬地对他说 "不许吃得太多，好吃也不行" "一口饭最少要咀嚼够15次才能咽下去"的效果要好得多。

208

再如，提到心脏这个器官的时候，我们可以告诉孩子：
"心脏负责往身体里的各个部分输送血液，如果我们吃得太
油，就可能会堵住我们的血管，到时候心脏就得用更大的力
量才能正常地输送血液，它也会感觉到累的。"

将饮食方法和器官知识结合到一起，孩子理解起来更直
接，也能够更加主动地拥抱"健康食品"，家长不妨一试。

二是要告诉孩子睡觉睡得好，器官才好。

家长普及器官知识的时候，一定要向孩子强调一件事
情——器官也会累，也要休息。我们睡觉的时候，很多器官
也在睡觉。如此一来，孩子就会意识到睡觉这件事情并不是
无聊地虚度时间，而是在为生命补充能量，他们从主观意识
上就更能够接受家长的睡眠安排了。

三是要告诉孩子，人的许多身体器官，也是需要锻炼
的，就是所谓的"用进废退"。

例如：勤于思考的大脑，会越来越聪明；定期锻炼的肌
肉，越来越发达；就连像眼睛、关节这样的器官，也可以通
过合理的锻炼变得更加强大。只要掌握好锻炼的度和方法，
我们就可以让孩子的器官变得更加强大，最终培养出一个强
大的孩子。

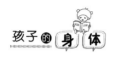

05/ 帮助孩子克服身体焦虑

大多数孩子，在成长的某一个阶段，都会产生不同程度的身体焦虑。他们的内心会暗自揣摩：我长得是不是不够好看？我的个子是不是太低了？我的身体是不是有哪方面的缺陷？

孩子的身体焦虑，可以是因为一点点小状况引起的。比如身体在发育阶段，长出了比其他人更加旺盛的体毛，有些孩子就会因此感到焦虑；再例如有的孩子身体发育比较晚，个子长得暂时比他人矮一点儿，孩子也会感到焦虑。

轻微的焦虑其实并无大碍，对于孩子的成长不会造成太过负面的影响。但是如果焦虑持续的时间比较长，程度比较严重的话，就会影响到孩子的心理健康，进而对身体健康也产生负面的作用。再加上身体上的某些特征会伴随孩子的一生，所以身体焦虑一不小心就会变得持续且深入，对此，家长要有所警惕。

身体的焦虑，其实是孩子们追求完美的一种体现。在成长的过程中，孩子们大多顺风顺水，因而他们对于自己的要求其实是比较高的。这也是孩子们为什么会对自己身体上的小缺陷如此不满意的一个原因。接受身体的缺陷，可能是孩子认识到"人生未必能够事事如意"的一个开始，也是树立他们正确人生观的一个途径。

不得不说，有时候孩子的身体焦虑也是父母给的。父母为了让孩子有一个健康、完美的身体，经常会显得有些"反应过度"。比如，孩子的鼻子不小心流血了，父母就会一惊一乍地说道："这是怎么搞的？怎么流血了？是不是出了什么问题？"其实，成长中的孩子毛细血管比较脆弱，偶尔流一点鼻血是挺常见的事情，但是父母过分关注的态度，就会让孩子在潜意识中觉得："身体不容任何瑕疵。"

儿童时期的孩子，是他们心里最敏感的时期。因为此时儿童的三观正在建设中，而且儿童三观的建立，大多数取决于外界的给予和反馈。所以，父母的过度反应，就会刺激到儿童关于身体的认识，让他们对于身体状况更加敏感。

当然，对于自己身体状况的敏感不完全是坏事，可以让孩子变得更加警觉，更加珍惜自己的身体。但是如果刺激过度，造成了孩子过于敏感，可能会引起一种叫"身体异常障碍"的心理疾病。

所谓身体异常障碍，指的并不是身体真的出现了异常，而是指孩子总是在内心中夸大自己身体上的某些小缺陷，甚至"虚构"自己的身体缺陷，因而导致过度焦虑。

事实上，身体异常障碍并不是孩子的专属心理问题，很

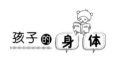

多大人，尤其是女性，都可能会有这方面的问题。有些女性总是觉得自己很丑、很胖，因此导致了过度节食、不节制整容的问题。只不过，相较于成年人来讲，孩子的自我调整能力更差、改造自己的能力也更弱，如果他们有了身体异常障碍方面的问题，就会出现比较严重的焦虑状况。

这种焦虑发展到最后，又会演变成为另外一种心理问题，叫作"负面身体形象"，指的是孩子可能会对自己的身体产生消极态度，这就比较麻烦了。有些孩子会因此更加不珍惜自己的身体，用一句比较直白的话讲就是"破罐破摔"。可问题在于，这个罐子根本没破，只不过是暂时沾染了一点点小污渍，因此就把它摔掉，着实令人可惜。

身体焦虑所产生的另外一个恶果，是孩子可能会因此进入一种"低自尊"状态，当他们觉得自己身体都比不过别人的时候，会有一种万念俱灰的感觉，所以在别的事情上，也会显得比较消极，这就是低自尊状态。

为了避免孩子的身体焦虑，需要家长作出正确的引导。我们家长要注意以下几个方面的事情：

首先，家长不要传播不正确的、绝对化的身体标准。

很多家长会在生活中对孩子说这样的话："好好吃饭，吃得好才能长得高，长得高才能更帅"；"洗脸要洗得干干净净，这样我们的皮肤才能好，才能变得更漂亮"……类似的语言，就给孩子树立了一些绝对化的标准，如果有朝一日他发现自己达不到这样的标准，自然就会感到焦虑。

例如长高这件事情，如果家长让孩子觉得"高=好"，那么试问："什么叫高？"高是一个比较级的东西，1.5米的孩子已经算高了，但是他身边有些发育比较早的孩子已经长到1.65米了，那么孩子就会觉得自己矮。家长要知道，孩子对自己的要求和期望都是比较高的，他们在和别人比的时候，从来不会和平均数比较，而是要和"最大数"比较，一旦比不过，孩子就会感到失望、焦虑。所以，如果家长给孩子传递了绝对化的身体标准，那么孩子就非常容易和别人比来比去，当他们比不过别人的时候，就会产生很多其他不好的联想，带来一些不好的情绪。

对于身体标准，包括身体的"美"，家长不要轻易给孩子定标准、下结论，一来是因为你的标准不见得对；二来家长是否考虑过"如果孩子真的达不到标准，那怎么办"？所以，在育儿的过程中，我们一定要用发展的眼光看待问题，不能只图眼下痛快，忽视了对孩子的长期影响。

其次，家长要通过身体的发展告诉孩子一个道理：人生难免会有一些不如意的地方，一定要学会接受这种不如意。

实事求是地讲，不管家长多用心，孩子的身体也不可能百分之百完美无瑕。有些孩子脸上会长出一些小雀斑，有些孩子体毛比较长，有些孩子头发比较黄。这都是很正常的事情，如果你不太接受它们，它们就是一点小缺陷；如果你接

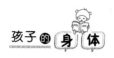

受了它们，其实这都不算什么问题。就拿雀斑来讲，有人觉得脸上长一点小雀斑会严重影响颜值，但是有些人又会觉得脸上几点小雀斑会让孩子显得更加俏皮可爱。

所以，家长一定要引导孩子，看清自己的优点和缺点，不要扭曲地去放大某种身体的特点。

从认识身体这件事情上，我们还可以帮助孩子建立起多元的价值观。让孩子知道，这个世界上有高矮胖瘦、有的人有力量、有的人很敏捷……不管哪一种情况，都有它值得欣赏的地方。而且，一个人的形象，除了取决于身体、外貌之外，还取决人的气质、谈吐、道德品质等方面。只有当孩子了解了这个世界的多元化，并且自身具备了多元化的思想之后，他才能更好地与这个世界相处，在人生路上显得更加从容不迫。

最后，家长要小心孩子接受了不良的媒体宣传。

在媒体上，商家为了刺激消费者的购买欲望，特别善于"贩卖焦虑"，在商家的宣传中：皮肤必须是吹弹可破的，否则就是不美；肌肉必须是棱角分明的，否则就不够有气概；头发必须是顺滑的，头皮屑是一颗都不能有的，否则就是有问题……

类似的宣传手段，对于大人来讲，都能造成一些焦虑的情绪，对于未成年的孩子而言，更无异于"洗脑"。孩子特别容易轻信媒体上的内容，并服从他们的标准，而自身一旦达不到媒体的标准，就会产生焦虑。近些年来，发生过许多关于孩子听信了媒体传言，悄悄用成人化妆品、药物，对身体造成伤害的案例。所以我们的家长，一定要注意孩子这方面的倾向，告诉他们，媒体上的内容要用批判性的眼光去甄别，不能全听全信。

每一个孩子，都应该对自己的身体充满自信，这是一种基础的自信，是全面自信的前提。所以，我们家长要通过合理的引导和关怀，去帮助孩子建立自信，克服身体焦虑。